池谷敏郎——著
張佳雯——譯

好不了的腰痛，可能是重大疾病的徵兆！

腰痛難民

腰痛難民 その痛みは、
本当にただの腰痛なのか

日本名醫獨家見解

情緒、個性及天氣，
也會引發疼痛！

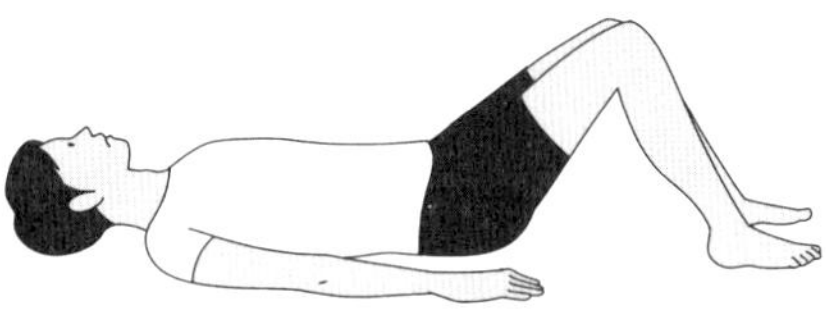

目次

〈作者序〉好不了的腰痛，可能是重大疾病的徵兆——007

第1章 為什麼會「腰痛」？

請記住，腰痛不單純只是腰部骨頭、肌肉、關節的疾病而已。

每三名門診患者中，就有一名會腰痛——014
肥胖又長時間坐著，三十多歲的我也有腰痛——017
為什麼腰部會產生疼痛？——020
引起腰痛的原因眾多，絕不只是關節、肌肉疼痛——024
和腰部關聯的代表性「骨科疾病」有三種——029

高達八成的腰痛，皆原因不明？——035
找不到原因的腰痛，容易讓人感到不安——038

第2章

不可輕忽！腰痛是疾病的警訊

正因為腰痛很常見，容易認為是「老毛病又犯了」而被忽略。

【案例❶】以為只是閃到腰，卻演變成「腹主動脈瘤破裂」——040
【案例❷】因腰痛去按摩，結果竟是「癌症骨轉移」——047
【案例❸】本來只是莫名腰痛，最後竟變成「腎盂腎炎」——051
【案例❹】以為是貼布造成腰部刺痛，經檢查發現是「帶狀疱疹」——060
【案例❺】當壓力無法排解時，也會引發「心因性腰痛」——069
【案例❻】服用止痛藥及胃藥，也無法好轉的腰痛——086

第3章

不想成為腰痛難民，你該看的科別和檢查！

正確地傳達必要資訊，能提高醫師診斷的精確度。

在腰痛患者中，約一成會確診其他疾病——096
躺一分鐘即可分辨是「閃到腰」還是「內臟疾病」！——099
長期腰痛時，請先前往骨科治療——102
平時養成自我檢查習慣，能早期發現癌症骨轉移——105
在骨科治療也沒有改善時，建議可做這些檢查——108
透過「醫療分級」制度，前往適合的院所就診——114
不確定腰痛原因時，亦可向家庭醫師諮詢——118
說明症狀也有訣竅，可幫助醫師判別病情——120

腰痛時，該如何使用痠痛貼布？——123
整復師、按摩師並非醫師，不可任意診斷疾病——127
從姿勢、習慣著手，才能真正改善腰痛——132

第4章

改變習慣＋做伸展操，遠離腰痛！

慢性腰痛與其說是「由誰來治療」，更重要的是「自己的處理方式」。

愈在意，腰反而愈痛——136
這樣思考或動作，容易形成「慢性腰痛」——139
撰寫「腰痛日記」，有效改善疼痛——143
天氣一旦變差，腰痛就會復發？——150
追求完美的個性，反而讓腰痛更嚴重？——152

治療慢性腰痛，「運動」是首選——156
腰痛除了治療，也需要自主運動——160
醫師獨創！適合慢性腰痛的「池谷式腰痛伸展操」——164
【動作❶】Draw-in呼吸法
【動作❷】仰躺抬膝
【動作❸】躺姿橋式
【動作❹】趴姿抬上半身
池谷醫師推薦！減緩腰痛的生活習慣——170
坐姿有訣竅，腰部更舒服——177
為了預防久坐，要選擇較硬的椅子——182
換了枕頭和床墊，為什麼腰還是好痛？——186
—後記—找到腰痛背後的成因，才是真正的解痛之道——189

・作者序・

好不了的腰痛，可能是重大疾病的徵兆

「我的背和腰都在痛。」

這是一位因高血壓而到我的診所就診，年約五十歲的男性患者。

聽說大概從兩個多月以前開始，就有背痛和腰痛的症狀，去了骨科看診，也拿了止痛和肌肉鬆弛的藥物。

但是，吃了藥疼痛卻沒有改善。我在看診時詢問：「除了高血壓以外，還有其他不舒服的地方嗎？」他才吐露心聲。

之後他每次來看診，我都會詢問：「腰還好嗎？」

「今天有比較好。」

「還有一點痛。」

他的回答諸如此類，看起來似乎沒有好轉。我記得是在看診兩三次之後，我跟他說：「那下次來做個血液檢查吧！」

下一次的診療，他一進診間就說：「總覺得自己的皮膚變黃了。」定睛一看，果然如患者所言，皮膚泛黃。看到這番光景，我馬上聯想到「背部和腰部的疼痛，莫非是胰臟癌所引起……」

胰臟癌初期幾乎沒有自覺症狀，但是當腫瘤變大後，膽紅素滯留在體內，容易引發「黃疸」，使得皮膚、眼白都會變黃。

經過尿液檢查後，尿膽紅素呈陽性、也有糖尿症狀，抽血檢查也發現血糖值惡化，已經等不及看到詳細的檢查結果，我當天馬上就開了轉診單，將他轉介到大醫院的消化內科。

胰臟是分泌胰島素的器官，肩負控制血糖的任務。如果胰臟產生腫瘤、功能惡化，血糖就容易不穩定。

後來得知，這位患者果然是罹患胰臟癌。在醫院接受精密檢查後，已經發展到難以手術的地步了。

很遺憾的，當胰臟癌出現皮膚及眼白變黃、搔癢（這也是膽紅素所引起）、開始變瘦等自覺症狀時，幾乎都已經為時已晚。

後來該患者接受減輕黃疸的對症療法（目的在於減緩症狀）後，便在家進行療養。從發現胰臟癌短短三個月後，就撒手人寰。

在那段期間，他曾經造訪診所，還特別帶了花來向我致謝。或許是「還好有到診所來看診，不過要是早點發現就好了」的心情，但是他並沒有說出口。

這位先生是二十五年前我的診所剛開業時，即來就診的患者。在我主治的患者中，是第一個離世的，因此至今仍記憶猶新。

從剛開始聽他說「背痛腰痛」，到皮膚發黃、發現胰臟癌，只有短短一至兩個月。但是，因為有這一兩個月，他們能和更多想見的人會面，告訴對方想說的話。

對於健康的人來說，一兩個月可能沒什麼太大的差異。但是對於過世者，以及他們身邊的人來說，是非常寶貴的時光，會不斷悔恨怎麼沒有早點發現。

有了這個經驗，現在如果有患者因腰痛前往骨科就診，卻沒有好轉，下次來診所看診若仍不見起色，那我就會建議「檢查是否有筋骨之外的其他症狀」。尤其是左側背痛或腰痛的狀況，此處為胰臟的位置，必須及早轉診至消化內科。

腰部是「會說話的器官」

我在日本東京都秋留野市開了一家內科暨心臟血管專科診所。在日文中，循環器的「循環」二字，指的是血液循環，所以會有很多高血壓、高血脂、糖尿病、動脈硬化等生活習慣病、心血管疾病的患者來就診。（編按：日文的「循環器科」即是心臟血管科。）

這些疾病的共通點，就是初期的時候幾乎不會有自覺症狀。在毫無徵兆下，疾病仍然持續惡化，引起心肌梗塞、腦中風等重大疾病，所以又被稱為「沉默殺手」。

也就是說，**血管是不會說話的器官**。另一方面，**腰部則是會說話的器官**（雖然腰不算是器官）。「腰痛」是真真切切能感受到的症狀。

正因為是很常見的症狀，所以很容易認為是「老毛病又犯了」而被忽略。如同前文提到的那位患者，有時候腰痛其實是重大疾病的徵兆。

本書是為了下列對象所寫的：

- 因腰痛看骨科，仍無法痊癒。
- 因腰痛按摩，但不見起色。
- 腰痛已持續一個月以上。
- 腰部沒有受傷，卻突然腰痛。
- 找不出原因，擔心有其他疾病……。

針對有上述疑慮，頻繁進出醫療院所、整體及針灸等治療機構，或是因為腰痛難耐而足不出戶的「腰痛難民」，我以內科醫師的角度來寫這本書。

腰痛通常要到骨科就診。但是，本書是內科醫師寫的腰痛書，所以對於因為骨科相關問題引起的腰痛，在此不會深究。而是以內科、泌尿科、婦產科疾病引起的腰痛為主。

雖說如此，我並不是要危言聳聽——「你的腰痛，可能就是癌症、主動脈瘤、腎臟病等重大疾病的徵兆！」

而是要讓那些擔心自己「或許不是單純腰痛」的病患能夠安心，具體的告訴大家「什麼才是疾病的徵兆」、「要看哪一科、要做何種檢查才能判斷」。

在本書最後的篇章中，也會介紹如果不是因內科等疾病所引起，單純只是腰痛時，要如何處置，以及減緩腰痛的生活習慣和思考方式。

這不只是身為醫師的建議，而是我體驗過痛到無法走路的嚴重腰痛，成功克服之後，以「擺脫腰痛難民」的身分，提供自己摸索的各種方法。希望深受腰痛之苦的人，在閱讀本書之後，身心多少都能獲得改善。

第 1 章

為什麼會「腰痛」？

請記住，腰痛不單純只是腰部骨頭、肌肉、關節的疾病而已。

◉每三名門診患者中，就有一名會腰痛

如同我在「部落格」中所介紹，來診所就診的患者，很多都患有生活習慣病或血管疾病。在詢問患者「身體狀況怎麼樣？有什麼不舒服的地方嗎？」時，他們往往會回答「血壓還好，可是腰有點怪怪的……」、「血糖算是很穩定，不過總覺得腰很不舒服」，經常會提到腰部問題。

在問診時提到腰痛的患者，大概每三個中就有一個。雖然沒有正式統計，不過在我印象中為數頗多。尤其是年長的患者，「腰不痛」的人反而很稀少。不會腰痛的人，應該就不會來看診了吧！

但是，腰痛絕對不是年長者的專利。有一份年代稍微久遠的調查報告，即二〇〇三年日本骨科學會發表的「腰痛全國調查」中，針對性別、年齡的腰痛罹患率（腰痛比例）進行調查（見圖❶）。

從報告結果可以看出，二十多歲、三十多歲和其他年齡層一樣，有三成左右的人有腰痛症狀。

調查結果中，有兩至三成腰痛經驗的人，曾經因為腰痛而「沒辦法工作、上學、做家事」。

從厚生勞動省（編按：日本中央省廳之一，為福利部、衛生部及勞動部的綜合體，類似於台灣的衛生福利部）的統計來看，日本人最困擾的症狀中，第一名就是「腰痛」。

厚生勞動省的研究單位，於二〇一五年的「國民生活基礎調查」中表

圖❶ 依性別、年齡的腰痛人數比例

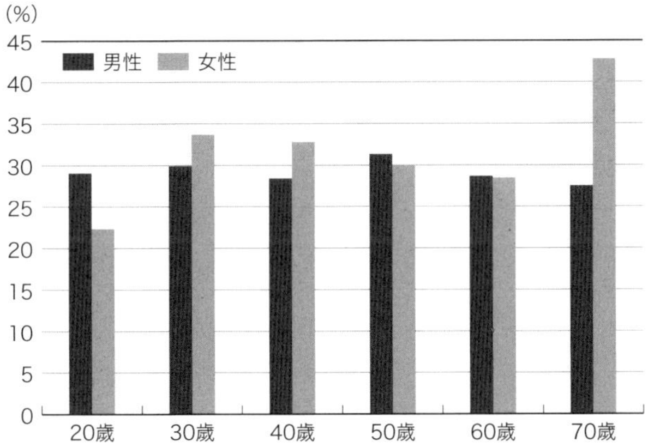

示，推測全日本約有兩千八百萬人有腰痛症狀，一時間還造成話題。

兩千八百萬人這個數字，等於是占全日本人口的四分之一。**即表示，約有六至八成的人在一生中，一定會有一次腰痛的經驗**。

正因為這麼多人有腰痛的煩惱，所以到我診所就診的患者中，高達三分之一有腰痛也不足為奇了。

因此我雖然是內科醫師，也不時會開立貼布給患者。內科醫師也無法避開腰痛，也會治療腰痛，聽起來有點意外，但腰痛的人就是這麼多。（編按：根據台灣健保資料庫的數據顯示，約八成民眾一生至少有一次下背痛、腰痛的經驗，而因腰部疾患就診的人口數也約有五十萬人，不容小覷。）

肥胖又長時間坐著，三十多歲的我也有腰痛

我自己也曾經有過嚴重腰痛的經驗。現在回想起來，從三十多歲到四十多歲的前半，是我的腰痛年代。

當時我的診所剛開業，託大家的福患者很多，一天有兩百位左右來診。由於看診時間遲遲無法結束，坐著的時間必然變得很長。也幾乎沒辦法午休，每天都是從早到晚將近十二個小時黏在椅子上。

現在我會比較講究椅子，在看診的時候，會起身對患者示範如何做操，即使是坐著工作，也會留意不要讓腰部過度負擔。但是，當時是坐在有靠背和扶手的椅子上，很容易東歪西靠，呈現腹部沒有用力的坐姿。

坐著的時間一長，因為疲勞，姿勢可能又變得更糟，不過最主要還是因為太忙沒時間運動，肌肉退化使不上力。

更慘的是，那時候我實在太胖，最高峰的時候比現在還重十五公斤。那時正值三十多歲後半期，對我來說，「腰痛時期＝肥胖時期」。

人們經常會說「孕婦容易腰痛」。妊娠期間荷爾蒙改變雖然是原因之一，但是腹部變大，使支撐的脊椎彎曲，造成腰部周圍肌肉及關節超過負荷。**原本肌肉量不足的人，面對急速長大且向前突出的腹部，會難以發揮支撐效果，當然腰部就受不了。**

不論男女，只要是肥胖且肌肉量不足，可說都會遇到同樣的問題。

因肥胖導致肌肉流失，腰部無力

回首三十多歲後半期的我，體重直線上升，腹部也多了一層游泳圈，和在診所一起工作的妻子共同養育三個年幼的孩子。從這種角度來看，簡直像挺著大肚子還帶著孩子的孕婦。不但體型像孕婦，每天還要抱小孩。

工作和育兒蠟燭兩頭燒，平常每天只能睡二至三小時。當時並沒有運動習慣，肥胖加上睡眠不足，理所當然會腰痛。冷靜回想，這種生活型態一定會腰痛。嚴重的時候，腰痛到不良於行，從自己家裡到診所還要坐輪椅。伴隨腰痛出現的還有坐骨神經痛（從腰部延伸到腳尖的坐骨神經，因受到某些刺激，會又痛又麻），去看骨科時，被診斷出有「輕度腰部椎間盤突出」。

骨科醫師跟我說「其實椎間盤突出沒有那麼明顯」，但我真的痛到不能走。

●為什麼腰部會產生疼痛？

包含我自己在內，為什麼腰痛的人這麼多？

其中一個原因，據信是人類由四腳行走進化為兩腳行走。伴隨著兩腳站立行走，脊椎也進化成微微的S型曲線，這是為了要支撐沉重的頭部。

微彎的S型曲線，具有彈簧般的功能，在支撐重要的頭部之際，還能讓跳躍時與地面的衝擊不會直接傳到頭部，具有緩衝的效果。

脊椎進化成適應兩腳行走的型態，但是脊椎連接的「骨盆」，則是以前傾三十度的狀態保持平衡。

上半身的重量壓在傾斜的骨盆上，當然不夠穩定。因此需要腰部周圍的肌肉幫忙支撐，這樣一來，便會對腰部產生源源不絕的壓力。

就算站立時姿勢正確，也會對腰部產生負擔。而腰部的負擔會隨著姿勢和動作，產生天壤之別。

如果將站立時椎間盤（脊椎是由一塊塊的脊椎骨串接而成，在脊椎骨間會有軟骨組織，即椎間盤，具有緩衝功能）的壓力為「一百」，那隨著各種姿勢、動作不同，椎間盤的壓力會產生如下的變化。

- 仰躺時為「二十五」。
- 側躺時為「七十五」。
- 站立咳嗽時為「一百四十」。
- 站立時腰部前傾二十度，也就是駝背時為「一百五十」。
- 腰部向前彎拿起二十公斤的物品時，為「兩百二十」。
- 坐在椅子上時為「一百四十」。
- 坐在椅子上往前彎二十度時，為「一百八十五」。
- 以前項的動作拿起二十公斤的物品時，為「兩百七十五」。

腰部稍微前彎的姿勢，比起一般站立的狀態，帶給身體的負擔更大，所以平常容易駝背的人，相較於姿勢正確的人，對腰部的負擔更大。

長時間坐著不動，也容易腰痛

大家都知道駝背不好，但是過於低估危害性，認為「只是姿勢問題」或「外觀問題」。

「姿勢」是一整天都會發生的生活習慣。搬運重物時也會對腰部造成負擔，所以從事物流、看護等工作者，常會有腰痛的毛病。

另一方面，對於姿勢不良的人來說，不只是從事特殊作業或動作時，平常整天都處於讓腰部有負擔的狀態，引發腰痛也是必然的事。

還有，**「坐著」比站著對腰部的負擔更大，長時間坐辦公桌且維持同樣姿勢的人，也會容易腰痛**。就像我從早到晚坐著幫病患看診，長時間坐著不動會讓腰部疲累。

當然，若再加上肥胖、運動量不足、缺乏肌力、壓力等因素，腰痛的風險會更大。

引起腰痛的原因眾多，絕不只是關節、肌肉疼痛

聽到就診的患者說自己「腰痛」，我察覺到同樣是「腰痛」，也有各種類型。首先，提到「腰痛」時，患者所指的「腰部」不盡相同。詢問「是哪裡疼痛呢？」有的人會說靠近臀部，也有靠近背部、側腹部。而指出是「腰部周圍」較大範圍的人，也會形容是「右邊痛」或「左邊痛」。

同樣的，疼痛種類也分很多種。有的會說腰部「很重」、「很無力」、「很緊繃」、「總覺得怪怪的」，也有人說「隱隱作痛」，或是「痛到動彈不得」、「痛到坐不住」。

疼痛的程度以及具體疼痛之處，各有不同，但幾乎都會被當成是「腰痛」。正因為如此，才會有這麼多人認為自己腰痛。

神經、內臟或血管等疾病，也會引起腰痛

很多症狀都會產生「腰痛」，本來引起腰痛的原因就不勝枚舉。

在此先簡單的說明脊椎（請見下頁的圖❷）的構造。平常我們所說的脊椎，其實包含很多塊骨骼，像積木一樣堆疊組合而成。

由上開始是七節「頸椎」，下面連接的是十二節「胸椎」，再下來是腰部的五節「腰椎」。單一的骨骼稱為「椎骨」，再延伸往下有「薦椎」和「尾椎」，整體就構成了脊椎。脊椎有三大功用，分別是支撐身體的支柱、讓身體前後左右彎曲活動、保護重要的神經。

組成脊椎的單一骨骼稱為椎骨（請見下頁的圖❸），由前側的「椎體」和後側的「椎弓」所組成，椎體和椎弓之間有孔洞。椎骨重疊起來，孔洞的部分也會相互連接，呈現管狀，稱之為「椎管」，「脊髓」和「馬尾神經」等重要的神經就在其中。

圖❷　脊椎的構造

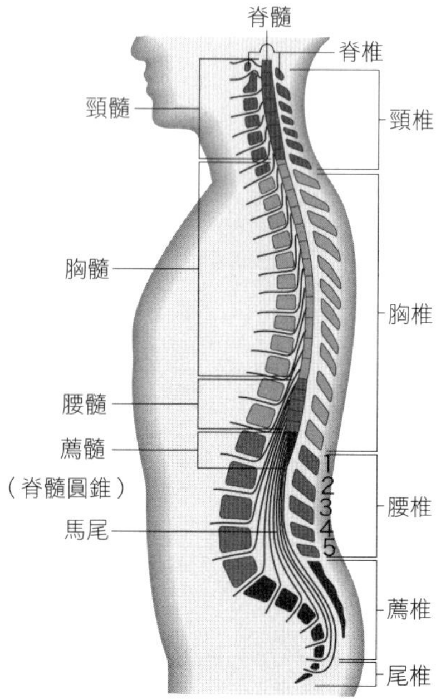

圖❸　椎骨的構造

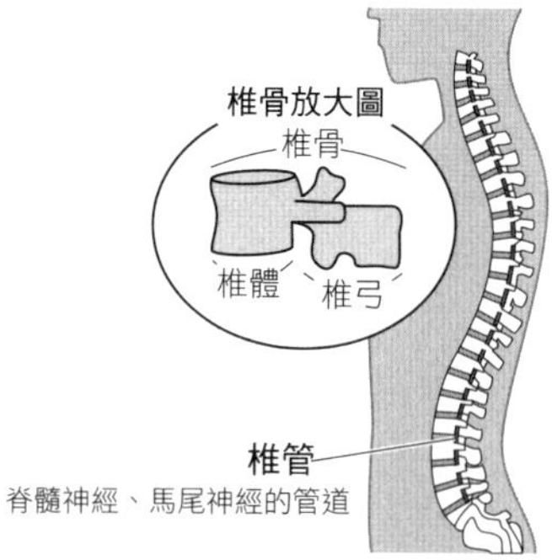

此外，頸椎部分到腰椎以上的是脊髓，以下則是整束像馬尾巴的馬尾神經。

腰痛是某些病因造成的腰椎障礙，或是刺激到腰部附近的神經。不管是哪種情形，引起疼痛的原因都很多。

成因除了脊

圖❹ 引起腰痛的原因

①脊椎周邊運動器官所引起	②神經引起
脊椎腫瘤（原發性、轉移性腫瘤等） 脊椎感染 脊椎外傷（脊椎骨折等） 腰椎間盤突出 腰椎管狹窄症 椎弓解離症 腰椎變性滑脫症 代謝疾病（骨質疏鬆症、骨質軟化症） 脊椎變形（側彎、後彎、後側彎） 非化膿性發炎疾病 脊椎韌帶鈣化 肌肉（筋膜性） 脊椎結構性退化病（椎間盤、椎間關節等） 骶髂關節疼痛 股關節疼痛	脊椎腫瘤、馬尾腫瘤等 **③內臟引起** 腎臟尿道疾病（腎結石、尿路結石、腎盂腎炎等） 婦科疾病（子宮內膜症等） 懷孕 **④血管引起** 腹主動脈瘤、主動脈剝離 **⑤心因性** 憂鬱症、焦慮症等 **⑥其他**

椎及周圍的運動器官（骨骼、關節、肌肉、神經等讓身體活動的機制）之外，神經、內臟、血管、心理疾病都會引起腰痛。

看前頁的圖❹就能一目了然，「脊椎及其周邊運動器官」彼此具有關聯性，也有很多成因，不光是骨科疾病。

引起腰痛的疾病中，有伴隨腿部麻痺、排尿障礙的「腰椎間盤突出」或「腰椎管狹窄症」等嚴重的骨科疾病，也潛藏著癌症、主動脈瘤等內科重大疾病。

請記住，腰痛不單純只是腰部骨頭、肌肉、關節的疾病而已。

●和腰部關聯的代表性「骨科疾病」有三種

本書主要介紹的是有腰痛徵兆的內科疾病，但是在這之前，先來簡單說明引起腰痛的代表性骨科疾病。

❶腰椎間盤突出——受到擠壓突出的椎間盤，進而壓迫到神經

其中之一就是我被診斷出的疾病，即「腰椎間盤突出」。

前文已說明腰椎是由五塊骨頭（椎骨）堆疊組成。在骨頭與骨頭之間，有稱之為「椎間盤」的軟骨組織，具有緩衝的功能。當「椎間盤」變性，內部的膠狀物質（髓核）被擠壓出來，壓迫到附近的神經時，這就是腰椎間盤突出。

若患有腰椎間盤突出，在進行MRI（磁振造影）檢查時，可以看到椎間盤突出的樣貌，以及壓迫到附近神經的狀況。

神經被不速之客壓迫，所以會有疼痛和麻痺的症狀，感覺上很好懂。而且患者本身看檢查的影像就能一目了然，也很容易理解。

但問題是，檢查結果和症狀不見得一致。以我自己來說，已經痛到不良於行，到骨科接受磁振造影檢查後，雖然有腰椎間盤突出，但結果卻是「輕度」。「應該是不會那麼痛才對……」看著檢查結果的骨科醫師，歪著頭這樣跟我說。

另一方面，有些人雖然罹患椎間盤突出，但是並不會腰痛。

曾有一項研究是讓四千位沒有腰痛的人進行MRI檢查，發現七六％有椎間盤突出，八五％有椎間盤變性（椎間盤損傷），結果讓人非常吃驚。這個研究得到權威機構的認同，獲得一九九五年國際腰痛學會的VOLVO大獎。

而另一項在美國進行的研究，則是分析二十歲至八十歲沒有腰痛、腳痛症狀者（六十七人）的MRI檢查結果，大概有三分之一，共二十一人在影像上發現異常，有椎間盤突出或椎間盤變性。

這個研究還有後續發展，進行了七年的追蹤調查。結果在回覆問卷的五十個人之中，有二十一人在七年追蹤期間發生腰痛。

細看研究內容，最初檢查影像結果顯示「無異常」的有十二人，椎間盤突出的有五人、椎管狹窄的有三人，中度椎間盤變性有一人。即使是影像上看起來有異常，卻並非一定會出現症狀。此一研究的結論是，「**透過MRI無法預測腰痛的發作和期間**」。

❷腰椎管狹窄症——因病變使脊髓管道變狹窄，進而壓迫到神經

所謂的椎間盤突出，是指原本柔軟有彈性的椎間盤產生變性而突出。隨著椎間盤變性不斷進展，固定椎間盤上下的骨頭（椎體）變得搖晃不穩，使得連接上下骨頭的韌帶受到壓力而變厚，或是長出骨刺，椎間盤就無法發揮緩衝骨頭之間的功用，造成骨頭之間前後移位，形成「腰椎變性脫滑症」。

因此位於脊椎中央，如同隧道一般的脊髓管道「椎管」會變得狹窄，造成

裡面的神經及血管受到壓迫，產生腳麻、步行障礙、腰痛等症狀，這就是「腰椎管狹窄症」。

腰椎管狹窄症最典型的症狀就是「間歇性跛行」，是指步行一段時間後，腳就會又麻又痛走不了路，但稍微休息後症狀會減輕，又可以繼續行走。

同樣容易出現間歇性跛行的疾病還有「閉塞性動脈硬化症」，是讓腿部血管阻塞，造成血液循環變差的疾病，也就是腿部產生動脈硬化。因此出現間歇性跛行時，診斷上最重要的，即是判斷「腿部動脈是否硬化」。

如果是椎管狹窄症，身體往前彎時，椎管變寬能緩和症狀；相反地，如果向後仰，椎管變得狹窄，症狀就會加劇。

因此，如果是椎管狹窄症造成的間歇性跛行，只要將身體往前彎，稍微休息，症狀就能改善。

脊髓的管道變得狹窄，壓迫到神經和血管，所以會有症狀，這也很好理解。透過MRI或是脊髓攝影（將顯影劑注入脊髓中，透過X光透視、拍攝）可以發現椎管變窄，但是困難之處和椎間盤突出一樣，狹窄的狀態和症狀並不見得會一致。

❸骨質疏鬆症——骨質流失過多，使骨骼呈現中空疏鬆的現象

骨骼本身會不停的更新製造。「蝕骨細胞」會破壞老舊的骨頭，「成骨細胞」則是會製造新的骨頭，兩者保持動態平衡，才會形成骨頭。

如果破壞骨頭的「分解骨質」比製造骨頭的「形成骨質」還要活躍，骨質就會減少，造成骨頭出現孔隙，這就是骨質疏鬆症。

一旦骨質疏鬆，就會容易骨折，而其中容易引起的疾病就是「脊椎壓迫性骨折」。因為骨質疏鬆而流失骨質的脊椎，一旦遇到跌坐在地上、舉起東西、打噴嚏等動作時，只要骨頭一施力，就會讓椎體崩解。

骨質疏鬆症最恐怖的症狀是，既沒有跌倒、也沒有拿重物，在不知不覺中發生壓迫性骨折。常在廣告中看到的「不知怎麼就骨折了」，就是這種情況。

一聽到骨折，可能會認為「一定很痛吧」，**但是骨質疏鬆者的壓迫性骨折都是「不知不覺」的，所以不少患者都沒什麼症狀**。即使會痛，也不是劇烈疼痛，而是微微的痛，或是偶爾會痛的程度。所以當你覺得「腰好像有點痛」的時候，其實已經發生了壓迫性骨折。

透過超音波或 X 光進行骨質密度檢查，或是藉由尿液、血液檢查骨質代謝（製造多少骨質、破壞多少骨質），非常簡單就能診斷出骨質疏鬆症。

壓迫性骨折利用 X 光檢查，大致上就可以診斷出來。不過如果是剛發生的骨折，有可能用 X 光看不出來，這時候就要透過 MRI 檢查。

◉高達八成的腰痛，皆原因不明？

前一篇介紹了三個主要引起腰痛的骨科疾病，包括腰椎間盤突出、腰椎管狹窄症及骨質疏鬆症。如同頁二七的圖❹所示，引起腰痛的原因不勝枚舉。

來到內科看診的腰痛患者，很多都曾經去看過骨科，照過影像檢查。但是看著檢查的影像，醫師卻說「應該不會這麼痛」，無法清楚地查到病因；或是因為症狀和檢查結果不一致，心裡一直有疙瘩的人也不在少數。

事實上，有高達八成的腰痛是「原因不明」。

二〇一二年發行的腰痛診療指南《腰痛診療指引》（由日本骨科學會及日本腰痛學會監修）中就提到兩件事，一是「沒有伴隨下肢症狀的腰痛，有八五％無法以病理解剖學進行正確診斷」。二是「這是腰椎間盤突出的腰痛或腰椎管狹窄症引起的腰痛等，可以明確說出原因的腰痛稱之為特異性腰痛，而原因不明的稱之為非特異性腰痛」。

根據這本二〇一二年出版的指引，非特異性腰痛占八五％，患者在感到「什麼？真的嗎？」吃驚之餘，很多媒體也經常引用。

但是之後在二〇一九年發行的第二版指引，針對國內研究所得到結論卻是「七五％以上的腰痛可被診斷出病因，診斷不明的『非特異性腰痛』，只有二二％。」

在第一版中提到「八五％的腰痛原因不明」，但是在第二版卻變成「七五％以上可以診斷出來」，會有這樣的變化，並不是在這七年之間，有關腰痛的診斷及治療法有巨大的改變。

第二版中「七五％可診斷」的根據，是源於日本山口縣的腰痛調查。

這是山口縣骨科醫師們的研究，在二〇一五年四月到五月之間，以到縣內骨科院所初診的三百二十名腰痛患者為對象。腰痛的疼痛期間平均為四三三天，是慢性腰痛患者。

這些患者之中，一開始有具體病名，像是腰椎壓迫性骨折、腰椎間盤突出、腰椎管狹窄症、感染症等，病因明確的「特異性腰痛」約有兩成。

剩下的八成患者，則被分類為只能說有腰痛症狀的「非特異性腰痛」。到目前為止，和之前所說的幾乎沒有差別。

但是被分類到非特異性腰痛的患者，經過影像檢查等神經學檢查、問診等仔細診療後，其中約有七成患者可以找出導致腰痛的原因部位，根據此結果，才會產生「腰痛患者約八成都可以被診斷出來」的結論。

「看影像沒有異常，但是腰卻疼痛不已」或「影像上很明顯就是椎間盤突出，但是卻沒有症狀」，影像檢查的結果和患者主訴的症狀不一致，的確會有這種狀況。不過，除了影像檢查之外，如果沒有接受專科醫師的仔細診療，大部分的腰痛應該仍無法找到病因。

影像檢查並非毫無意義。有些案例無法靠影像檢查出疼痛的原因，但另一方面，也有能診斷出來的實例。還有，即使影像檢查無法查明，但若遇到經驗豐富的醫師，再加上仔細診療，還是能抓出導致腰痛的病因。

◉找不到原因的腰痛，容易讓人感到不安

到內科就診的腰痛患者中，曾經看過骨科卻無法得到明確病因，在這樣的狀況下而長期腰痛者不在少數。

這些患者很多都不清楚狀況，受到「這可能不是單純的腰痛」或「該不會得了什麼不治之症」影響而感到不安。

如同頁二七圖❹的介紹，的確導致腰痛的原因中，也包括腫瘤（癌症）或內臟、血管疾病，而心理疾病也隱藏於「不是單純的腰痛」之中。

我在部落格中也曾介紹，到目前為止，回想我曾看過的患者，因為腰痛而發現重大疾病的有好幾位。各位如果有長期腰痛的狀況，千萬不要置之不理。

在接下來的篇章，就來談談一些腰痛不只是腰痛的患者故事。

第2章

不可輕忽！腰痛是疾病的警訊

正因為腰痛很常見，
容易認為是「老毛病又犯了」而被忽略。

案例1　以為只是閃到腰，卻演變成「腹主動脈瘤破裂」

這位患者是我在開業之前，任職於地區綜合醫院時遇到的，就姑且稱之為A先生吧！

A先生是七十多歲的男性，原本就有高血壓，持續吃藥治療中。A先生到我當時任職的醫院來看急診，起因是突然的腰痛。

他在一週前突然開始腰痛。那時他自己判斷是「閃到腰」，所以請家人買了貼布，在家裡靜養觀察。

閃到腰的正式病名是「急性腰痛」。曾經有過經驗的人應該就知道，一開始是非常劇烈的疼痛，身體根本動彈不得的狀態，經過幾天之後疼痛才會緩和。

可是A先生的狀況是過了好幾天後疼痛仍然不減，還更加嚴重。最後不只是腰痛，連腹部也痛，還伴隨著強烈的倦怠感。這時候他也覺得「好奇怪」，趕緊來掛急診。

在急診時做了腹部超音波和腹部電腦斷層，被診斷出是「腹主動脈瘤破裂」，緊急動了手術。A先生突如其來的腰痛，並非是閃到腰，而是主動脈瘤破裂引起的疼痛。

主動脈瘤致死率高，卻少有明顯症狀

所謂的主動脈瘤，是指將血液從心臟輸出的重要血管（即主動脈），像長了瘤一樣發生腫脹的疾病。高血壓、動脈硬化等疾病會造成主動脈的血管壁脆化，無法承受內部的壓力而腫脹。胸部的主動脈腫脹稱為「胸主動脈瘤」，腹部的主動脈腫脹則稱為「腹主動脈瘤」，A先生的狀況是後者。

若主動脈瘤的症狀日漸惡化，腫脹處會變大，最後破裂。破裂會引起大出血，甚至會有生命危險。很遺憾的，一旦主動脈瘤破裂，致死率高達八至九成，很多患者到院前就已死亡，或是雖然到了醫院，但是在動手術前就已經殞命。

對於主動脈瘤破裂這類致命的疾病，當然希望在破裂之前能夠發現，但是主動脈即使有很大的腫脹，也幾乎不會有自覺症狀。以腹主動脈瘤來說，偶爾能摸到有跳動感的突起物，但是幾乎所有的患者在過程中是沒有感覺的。

腹主動脈瘤破裂時，腹部會突然劇烈疼痛，或是腰背部異常疼痛（從背部痛到腰部），伴隨血壓下降，陷入休克狀態。這時候若馬上進行外科手術可以搶救回來，但如果沒有及早治療，一般來說都會喪命。

聽到「主動脈瘤破裂」時，多數人一定會覺得很痛。一般來說是「無法忍耐的劇烈疼痛」，甚至會痛到休克。但是也有像Ａ先生一樣，誤以為是「閃到腰」並在家忍了一週，實在不可思議。

閃到腰的確很痛，但若出現痛到動彈不得、血壓降低到休克，應該就不會再誤認為是閃到腰。但是，若只有「腰痛」或「背痛」的症狀，就很容易被誤認。

主動脈瘤將破未破之際，變大的腫脹處會壓迫四周，附近的神經被拉扯而引發疼痛，這稱之為「迫切破裂」，也就是即將破裂的狀態。

也有案例是主動脈瘤並沒有啪的一下整個破掉、瞬間大量爆血，而是一點一點緩緩出血。就是血管壁鼓出的小囊泡出現裂痕，呈現像是少量滲血的狀態。如果是這種狀況，因為血管壁本身有內膜，更不太可能馬上就破裂，所以就只會滲血，不會有劇烈疼痛。

主動脈瘤雖然破裂了，但如果是剛開始破裂，或只是微微出血，就更難及時診斷了。

主動脈瘤患者中，九成會出現腰痛

以A先生來說，在急診前一週，突然腰痛不已時，應該就是腹主動脈瘤開始破裂的時候，因此會突然痛起來。

腹主動脈位於脊椎前方，因此如果主動脈瘤是往脊椎的方向腫脹，就容易出現腰痛。

根據研究，約有三成的主動脈瘤患者，一開始的自覺症狀就是腰痛，但最終九成的人都會感到腰痛。**所以在判斷腰痛成因時，優先考量主動脈瘤很重要。**

另外，和主動脈瘤破裂同樣會致命的血管疾病，就是「主動脈剝離」。主動脈的血管壁，從內側開始為內膜、中膜、外膜的三層構造。其中最內側的內膜，有一部分出現龜裂，使得血液進入血管壁，讓內膜和中膜剝離，就稱為主動脈剝離。

由於血液會流入裂隙處，造成孔隙更大，所以發生主動脈剝離時，疼痛的部位會轉移。

突然腰痛時，如果腰部曾有扭到、打噴嚏、彎腰搬重物等動作時，那可以懷疑是閃到腰。但是，完全沒來由的急性腰痛，就必須思考「腰部以外的原因」。尤其是以下容易突然讓血壓上升的行為，要特別注意，包括：

- 排便時用力。
- 在寒冷冬天時，從溫暖的房間走到很冷的地方。
- 冬天在很冷的更衣室脫下衣服，進入暖和的浴室。
- 早上匆匆忙忙起床。

姿勢沒有大改變，卻在做了上述行為之後開始腰痛，那就有可能是主動脈瘤破裂、主動脈剝離或心肌梗塞等重大的「血管疾病」。

其中，希望高血壓患者要特別留意。**不論是主動脈瘤破裂或是主動脈剝離，都是以有高血壓症狀者居多。**A先生原本就有高血壓並服藥治療，起床時血壓為一六〇／八〇mmHg，總是偏高。

其他如糖尿病、高血脂、抽菸，也都是引起主動脈瘤、主動脈剝離的危險因子。

曾經關照過我的一位醫師前輩，才六十多歲而已，幾年前就因為腹主動脈瘤破裂而過世。他有高血壓，也會抽菸，由於事出突然，連醫師也無法察覺。雖然破裂時他似乎有發現，馬上叫了救護車，不過很遺憾還是回天乏術。

所以必須在尚未破裂之前就先發現，很多人都是在定期檢查、健檢或就診其他疾病時，拍了X光、腹部超音波，碰巧發現主動脈瘤。

實際上，我的患者之中也有人因「腰痛」而進行腹部超音波，後來發現腹主動脈瘤。這位患者的瘤已經很大，但因及早發現，之後轉診到心臟血管外科接受手術後而得救。

因此，降低血管疾病的風險很重要。

高血壓、糖尿病、高血脂和抽菸，是血管老化的四大惡習。有這些危險因子的人，在治療的同時也要矯正生活習慣，至少減少一個危險因子也好。要有自覺，主動脈瘤破裂或主動脈剝離等恐怖血管疾病，很容易發生在自己身上，千萬不要忽略定期檢查。

案例2 因腰痛去按摩，結果竟是「癌症骨轉移」

我想很多會腰痛的人，都會定期去整體或按摩。

B小姐從以前開始就有腰痛，所以會定期接受按摩，但是卻沒有改善。總覺得有些不安，想說應該去骨科檢查，就找了附近的診所看診。

拍了X光片之後，被診斷為「脊椎壓迫性骨折」。脊椎壓迫性骨折的主要原因，如同在第一章所介紹，是骨質流失變得脆弱的骨質疏鬆症。

不論男女，骨質密度最高的時期都在二十歲左右，一直到四十歲後半期，會保持一定的密度，之後緩緩下降。尤其是女性，更年期前後由於荷爾蒙分泌減少，骨質容易急遽流失，五十歲之後有骨質疏鬆的人大幅增加。

B小姐被骨科診斷為「壓迫性骨折」，正好是五十歲的時候。

引起脊椎壓迫性骨折的原因，除了骨質疏鬆症之外，癌症轉移等腫瘤方面的疾病也要列入考量。醫師跟B小姐說：「疼痛很輕微，應該不會是癌症。如果變得更痛，請再來看診。」並且開給她一些貼布，請她回家觀察。

之後她就再也沒去診所，只是偶爾會去按摩。不過看完骨科約三個月後，愈來愈痛，連站起來都覺得吃力。B小姐覺得事有蹊蹺，所以到內科診所看診。內科醫師問診之後，就將她轉診到教學醫院的骨科門診，接受檢查後懷疑是癌症轉移到腰椎。

經過精密的檢查後，最終的診斷是「乳癌」。腰痛之所以惡化，是因為乳癌骨轉移。

對疼痛的感受因人而異，也會影響診斷

在某個臟器生成的癌細胞，隨著血液或淋巴在體內移動，然後在別的部位

增生，這就稱為「轉移」。

容易發生骨轉移的癌症有肺癌、乳癌、前列腺癌、多發性骨髓瘤等。另外，腎臟癌、肝癌也會有骨轉移，多見於脊椎、肋骨、骨盆、股骨、肱骨。

脊椎之中，從胸椎下方到腰椎，以及股骨，如果有癌轉移就會導致腰痛。另外，轉移到承載體重的骨盆、股骨時就容易骨折；若轉移到脊椎造成脊髓損傷時，則會引起麻痛。

癌症若沒有進展到一定程度，很難會有自覺症狀。被診斷出是癌症時卻已經發生轉移的狀況，也不在少數。

骨轉移本身並不會致命，但是骨折或疼痛卻會讓生活品質變差。

談到癌症的骨轉移，既定印象大多是「痛到無法忍受」。一開始到骨科就診時，醫師也認為「若是癌症應該會更痛」，較輕微的疼痛就會被診斷為「不是癌症引起的壓迫性骨折」。

最初到骨科看診時，是否已經有癌症骨轉移，現在不得而知。在X光片上看起來像是壓迫性骨折，事實上，也無法否定是因為癌症轉移造成骨質疏鬆而骨折。另一方面，也有可能真的是骨質疏鬆症，本來骨骼就很脆弱。

我們只能說，疼痛的方式、感受的方式，因人而異。

例如，輸送血液到心肌的冠狀動脈阻塞，造成心肌壞死的「心肌梗塞」，發生時一般會以「胸部絞痛」或「像被燒紅的火鉗刺到」等說法來形容疼痛有多劇烈。但是，也有人不覺得痛。尤其是女性，因為能忍受生產的疼痛，很多人耐痛力極強，甚至將心肌梗塞以「胃怪怪的」、「覺得有點噁心」來形容。

同樣的，**在發生骨轉移時，也不一定會感受到劇烈疼痛**。疼痛是很主觀的，「〇〇的痛是這種痛法」這種先入為主的觀念，有時候反而會妨礙正確判斷。醫師當然要注意，患者本身也要留心。

案例3 本來只是莫名腰痛，最後竟變成「腎盂腎炎」

六十多歲的C女士，因為打工、家事、照顧雙親而有慢性疲勞和腰痛。每天都忙得團團轉，沒有自己的時間，當然也無法定期去骨科或整體中心，所以最終買了按摩機和貼布來應付。

除了腰痛之外，睡覺的時候還會流汗，弄濕睡衣和被子，平常也有點微微發燒的感覺，但是她都覺得「一定是太累的關係」，完全沒有想到會有什麼疾病，就這麼維持原狀。

但是一陣子後，她因為食慾不振、體重減輕，再加上腰痛及倦怠感加劇而到我的診所來看病。我認為必須要做精密檢查，所以馬上轉診到綜合醫院的內科，最後被診斷出「慢性腎盂腎炎」。

急性腎盂腎炎的症狀如同感冒，容易被輕忽

很多人可能第一次看到「腎盂腎炎」這個病名。所謂的腎盂腎炎，是腎臟內積存尿液的「腎盂」受到細菌感染而發炎。

腎臟製造出來的尿液，通過「輸尿管」流入膀胱。腎盂的角色是蒐集腎臟製造的尿液，暫時積存，再透過輸尿管送到膀胱。

對一般人來說，從膀胱到輸尿管、腎盂並不會有細菌存在，但是為什麼腎盂會有細菌繁殖，引起發炎成為腎盂腎炎呢？大多數是因為細菌從尿道口往上跑到腎盂，但是有極少數是在體內其他地方發生感染，然後透過血液到達腎臟。

腎盂腎炎是很多女性都會罹患的疾病。那是因為女性的尿道較短，且距離肛門很近，再加上肛門容易孳生大腸桿菌，是造成腎盂腎炎的主因，因此女性比男性更容易發生細菌侵襲膀胱的狀況。

腎盂腎炎的主要症狀，是背部及腰部疼痛、發燒、頻尿等。

腎盂腎炎的種類包括突然發病的「急性腎盂腎炎」，及慢性反覆發病的「慢性腎盂腎炎」。急性腎盂腎炎就如同前文所述，症狀又急又猛，還會想吐、畏寒、全身倦怠、意識不清。

如果是急性腎盂腎炎，特別容易出現突發性的症狀，像是發燒、想吐、畏寒、全身倦怠，並伴隨著腰痛，所以很多人會誤以為是「感冒」。

因為感冒時，很多人也會出現膝蓋、肩膀、腰部等身體關節部位疼痛的症狀。到醫院來就診，並主訴「我感冒了，發燒，而且腰也很痛」的病患，事實上有時候就是腎盂腎炎。

急性腎盂腎炎只要使用適合的抗生素治療，幾乎都能痊癒。**但是如果轉為重症，細菌由腎臟侵入血液，就會轉變為會致命的「敗血症」（全身都有症狀的感染疾病），要特別注意。**

此外，急性腎盂腎炎反覆發作時，也會變成慢性病，即慢性腎盂腎炎。有時也會一開始就出現慢性症狀。

慢性腎盂腎炎沒有明顯的症狀。即使出現背痛、腰痛、發燒、倦怠、食慾不振等，症狀都很輕微，所以C女士會當作是「疲勞過度」也不難理解。

一旦變成慢性腎盂腎炎，腎臟的機能會慢慢惡化，引起功能障礙。隨著病情演進，會導致腎臟機能不佳，形成「腎衰竭」，就必須要洗腎了。C女士被診斷為慢性腎盂腎炎之後，雖然馬上就開始治療，但是終究變成腎衰竭，後來只好開始洗腎。

許多腎臟疾病都是由「腰背痛」開始

腎臟位於胃的後側，腹部靠近背部的地方。因此腎臟有異常時，很容易引起腰部、背部疼痛。探究腰痛原因時，千萬別忘了腎臟疾病的可能性。

前文提及的C女士，並非我直接看診的患者，而到我診所看診的患者之中，有一位是「腎積水」，這裡就稱他為D先生。

所謂的腎積水，是腎臟製造出來的尿液，經由輸尿管送往膀胱的途中受到阻塞，尿液停滯造成上流源頭的腎臟腫脹。

造成輸尿管阻塞的最大原因，是後天性的「尿路結石」。其他還包括腎盂癌、尿道癌、膀胱癌、前列腺癌等泌尿系統癌症，也是原因之一。

D先生的症狀是輸尿管結石。腎臟、輸尿管、膀胱、尿道這一連串泌尿系統中，一旦出現結石，就稱為「尿路結石」。尿路結石會依出現在不同部位而名稱不同，像是腎結石、輸尿管結石、膀胱結石、尿道結石，而尿路結石有九成以上是「腎臟、輸尿管結石」。

罹患尿路結石的比例，男性七人中有一人、女性十五人中有一人，在一生中一定會發病一次，是非常常見的疾病。

泌尿道出現結石時，受到刺激會疼痛。這種疼痛被稱為「世界三大疼痛（尿路結石、心肌梗塞、叢發性頭痛）之一」，以疼痛劇烈著稱。

雖說如此，也有疼痛較輕微的尿路結石。這麼一來，就會被誤以為「單純只是腰痛」。一旦太晚發現，結石完全塞住尿路，就會引起腎積水。發生腎積水後若置之不理，就會造成腎功能障礙。

以D先生的狀況來說，因輸尿管結石引起腎積水，造成單邊的腎臟失去功能。如果能早一點察覺而到泌尿科就診，說不定就能避免憾事。

D先生因為治療高血壓而到我的診所看診時，是在經歷過上述事件之後。他跟我說：「我因為輸尿管結石而導致腎積水，現在有一邊的腎臟已經失去功能了。」

那時候我問他：「引發輸尿管結石時，難道一點症狀也沒有嗎？」他告訴我：「莫名其妙就會腰痛！如果那時候有發現就好了，根本沒想到是腎臟發生問題。」

日常生活中，我們會注意到腸胃，但是很少意識到腎臟。身體出現疼痛時，都會想著「胃在痛」，而不會想到「腎臟在痛」。但是腎臟疾病的罹病率，其實在全球不斷攀升。**根據國際腎臟學會的資料，全球患有腎臟病的人數已上升至**

八億五千萬人以上，竟然是糖尿病的兩倍、癌症的二十倍以上。

急性腎盂腎炎好發於二十至四十歲的年輕女性，腎臟、輸尿管結石同樣也是以五十歲更年期後的女性較多，而男性則是在四十多歲時為高峰。

不論是輸尿管結石引發的腎積水或是腎盂腎炎，如果置之不理，都會造成腎衰竭，被列為「危險的腰痛」之一。

胰臟、十二指腸等在腹膜後的器官異常時，也容易腰痛

前文提及腎臟位於腹部靠近背部的地方，所以腎臟有異常時，容易產生腰痛和背痛。不過，還有其他器官也是異常時容易引發腰痛和背痛。

本書一開始就如同我在部落格曾提及，腰部靠近背部感到疼痛時，要考量是否為胰臟疾病。不只是胰臟癌，胰臟不斷輕微發炎的慢性胰臟炎，也會出現像「腰痛」的症狀。

偶爾會遇到患者指著背部靠右側的地方說：「我這裡很痛，是不是胰臟的問題？」而擔心不已，不過，胰臟是在左側。胰臟的高度大概在心窩處與肚臍的中間，位於胃的後側，所以有胰臟疾病時，從左側的背部到腰部，都會容易出現症狀。

而子宮也是腰部附近的器官。因此子宮肌肉出現良性腫瘤的「子宮肌瘤」，以及本來只存在子宮內的子宮內膜跑到子宮外側的「子宮內膜異位」、「子宮頸癌」等子宮疾病，都可能讓腰部或背部感到疼痛或不適。

在我的診所中，雖然沒有因為腰痛而發現子宮肌瘤、子宮內膜異位或子宮癌的患者，但是在骨科門診中主訴「腰痛」的患者中，被懷疑是子宮疾病而轉診到婦產科的案例，應該並不少見。

此外，連接胃和小腸的十二指腸黏膜受損時，會引發「十二指腸潰瘍」，有時也會引起腰痛。一提到十二指腸潰瘍，通常會聯想到腹痛，但是潰瘍如果發生在靠近背部，則會出現腰痛。

目前為止介紹的腹主動脈、腎臟、輸尿管、胰臟、十二指腸等器官，都是位於腹膜後側，稱之為「腹膜後器官」。不過，子宮有一半在腹膜後，另一半則在外側。**因此，當腹膜後的器官出現異常時，經常會從腰部、背部出現徵兆。**

案例4 以為是貼布造成腰部刺痛，經檢查發現是「帶狀皰疹」

「貼藥布貼到起疹子了……」因為治療高血壓而來看診的，是四十多歲的E先生。

進入診間坐在椅子上的時候，我看他好像會痛一樣，手扶著腰，所以就詢問「腰怎麼了嗎？」他就回答了上述的那段話。

E先生最近忙於工作，每天都很緊張，好不容易稍微可以鬆口氣的時候，卻覺得腰部右側有刺痛感，前幾天還去骨科就診。

告知症狀後，醫師說：「這是肋間神經痛，再觀察一下。」就開了止痛的貼布。貼了貼布之後反而又痛又癢，仔細一看冒出了小疹子，所以認為是「貼藥布貼到起疹子」，就沒有繼續再貼。

「能讓我看看疼痛的地方嗎？」我問。

他把西裝往上翻露出腰部，紅色的疹子伴隨著像是被蟲咬的水泡，的確只長在右側沿著肋間神經的部位。由於都聚集在貼藥布的地方，所以 E 先生認為「貼到起疹子」也不無道理。但是，不論左右邊，只要呈帶狀聚集的疹子並會疼痛，應該就是「帶狀疱疹」。

另一方面，骨科醫師所說的肋間神經痛，是指從胸椎沿著肋骨往左右延伸的肋間神經疼痛的症狀。肋間神經痛有很多成因，其中一個就是帶狀疱疹。

引起帶狀疱疹的是「水痘帶狀病毒」，也就是會讓人長水痘的病毒。第一次感染時會以水痘的樣態呈現。水痘痊癒之後，病毒並沒有在體內消失，而是從皮膚的濕疹經由神經，潛藏到背根神經節裡。

平常都相安無事，但是從第一次長水痘並經過多年之後，因為壓力、疲勞等造成抵抗力下降，就會誘發病毒而引起帶狀疱疹。因此，帶狀疱疹的治療是以抗病毒藥物為主。

為何「帶狀疱疹」早期不易發現？

帶狀疱疹這種病，很多都會像E先生一樣，被骨科誤以為是「肋間神經痛」或「單純腰痛」。連我的診所都有好幾位跟E先生相同的案例。

一旦被診斷為肋間神經痛、單純腰痛，治療方向很容易如同E先生般，被開立止痛貼布，那對病毒引起的帶狀疱疹完全無效。而且因為延誤治療，也容易留下疼痛的後遺症。

皮膚症狀復原之後，疼痛仍未消除稱之為「帶狀疱疹後神經痛」。根據統計，三個月後有七至二十％，六個月後仍有五至十三％的人會持續疼痛，絕對不是很罕見。

為了不要產生疼痛的後遺症，重要的是要盡早使用抗病毒藥物治療，讓體內的病毒不要再增生，盡量壓制發炎症狀。也就是帶狀疱疹必須早期發現，適時治療。但是，如果被誤診為肋間神經痛或單純腰痛，就容易延誤治療。為什麼會這樣呢？

當帶狀疱疹的典型症狀，即丘疹或水泡出現後，便很容易找到病因，但是很多帶狀疱疹患者剛開始都只是疼痛，或是覺得皮膚怪怪的而已。

一般而言，帶狀疱疹的發病過程，起初外觀看起來沒有多大的變化，會有灼熱刺痛感，皮膚覺得不舒服，經過幾天到一週之後，開始出現紅色疹子，然後疼痛加劇，再來就是紅疹或水泡開始帶狀生長。也就是在長疹子之前，很多患者都只會感到刺痛。

身體各部位都有可能長出帶狀疱疹，但基本上是出現在身體的左右單側，沿著神經長成帶狀。不過，也有人長在臉上或腳上，但最多是長在胸部到背部之間、腰部四周，所以很容易和腰痛混淆。

在皮膚幾乎沒有長疹子的階段，如果因為「腰部刺痛」去看骨科，骨科醫師首先會懷疑是骨骼、肌肉、神經方面的問題，完全不會想到帶狀疱疹。患者在一開始也不會認為是皮膚問題，所以很多人初次都是到骨科就診。

出現紅色疹子之後，患者不會再到骨科，而是轉看皮膚科或內科，所以我想骨科醫師應該不太有機會診斷到帶狀疱疹。最初看診的骨科醫師，看到患者沒有再出現，或許會以為是「貼布奏效」、「有效止痛，腰痛應該好了」。

為了避免誤解，要再次重申，**初期的帶狀疱疹在外觀上不會有變化，只會有疼痛和皮膚不舒服，所以很難判斷。**

如果在只有刺痛感的階段，我也無法斷言就是「帶狀疱疹」。但是當有患者來診時表示腰痛、皮膚刺痛，那我一定會告訴他有帶狀疱疹的可能性。然後我會再給他以下的建議：「請每天觀察皮膚，如果有出現像蚊蟲咬傷的疹子，一個、兩個、三個……接二連三，那請馬上到皮膚科或是到我這邊來看診。從現在開始，貼貼布時務必要注意皮膚狀態，如果冒出一顆顆突起物，千萬不要想說只是起藥疹而置之不理。」

確實的叮囑之後，如果是帶狀疱疹，患者自己馬上就會察覺，便能及早發現，順利的進入治療階段。

感染帶狀疱疹的年輕人，正急速增加中

很多人可能以為帶狀疱疹是老年人的疾病。但以年齡別發病率來看，七十多歲為高峰期，超過五十歲時，機率會急速增加。從這個層面上來看，的確是高齡者較多的疾病，但並非和年輕人絕對無緣。

以每年的發病率來看，即使是十至四十歲，每一千人之中也有二至三人；五十歲以上是每一千人之中有五・三人；七十歲以上則為八・二五人，相較之下雖然比較少，但每一千人中就有兩三人會得到帶狀疱疹，對年輕人來說也是非常切身的疾病。

造成帶狀疱疹的病毒和水痘相同，所以小時候有長過水痘的人，體內仍潛藏著水痘帶狀疱疹病毒。就算沒有得過水痘的印象，但也有可能是透過疫苗注射得過水痘而不自覺，因此約有九成的成人，體內都有水痘帶狀疱疹病毒。也就是說，幾乎所有人都有罹患帶狀疱疹的可能性。

隨著年齡增長罹患帶狀皰疹的人也跟著變多，這是因為孩提時代得到水痘所獲得的免疫力，隨著年齡增加而變弱。這麼一來因疲勞等身體抵抗力下降時，病毒就會再度活性化，以帶狀皰疹的型態出現。

另一方面，年輕人之所以容易罹患帶狀皰疹，是因為其他原因。

以前，若小時候得過水痘，就會對水痘帶狀皰疹病毒留有較強的免疫力。因此年輕力壯時，帶狀皰疹幾乎都不會發作，但是在一九二六年至一九八九年後半期時，由於抗病毒藥物問世，水痘可以用藥物治療，讓人體在尚未獲得足夠的免疫力之下，透過藥物就已經痊癒。正因如此，有的人即使得了水痘，也沒有得到較強的免疫力。

此外，日本在二〇一四年開始，針對一至三歲的孩童施打公費的水痘疫苗。幾乎所有一歲孩童都有打疫苗，得到水痘的機率自然大幅減少。（編按：台灣則是在出生滿十二個月時，可接種第一劑公費疫苗，滿四到六歲時可自費接種第二劑。另十三歲（含）以上未曾接種疫苗且未得過水痘者，也可自費接種兩劑，兩劑間隔四至八週即可。）

所謂的免疫力，是一旦獲得之後，再接觸相同的抗原（病毒等會激發抗體出現的物質）就會活性化，這就是「強化效果」。

以前當孩子得到水痘時，身邊的大人就能獲得強化效果，提升對水痘帶狀疱疹病毒的免疫力，所以在養育孩子的年齡層時，較難出現帶狀疱疹。但是水痘疫苗接種普及後，很少孩子會得水痘，結果養育孩子的成人幾乎沒有接觸水痘帶狀疱疹病毒的機會，無法獲得強化效果，因此年輕人罹患帶狀疱疹的風險就變高了。

此外，會引起腰痛的皮膚病還有「掌蹠膿疱症」。這是一種手掌和腳掌會反覆長小水泡的疾病。至於為什麼會反覆長水泡，成因還不清楚。

但掌蹠膿疱症也會引發腰痛，是所謂的「掌蹠膿疱性骨關節炎」，造成骨骼及關節發炎。掌蹠膿疱症患者中，約有一至三成會併發此病症。

掌蹠膿疱性骨關節炎如果發生在薦腸關節（組成骨盆的薦骨、腸骨之間的關節），就會產生腰痛。掌蹠膿皰症和帶狀皰疹一樣，在皮膚症狀出現之前，會先有關節痛，所以可能會被誤認為是腰痛。

身體感到疼痛時，別忘了確認疼痛部位的「皮膚狀態」。順道一提，也有以為自己是頭痛，結果是帶狀皰疹的案例。頭部和腰部都是很難直接觀察的部位，所以可以照鏡子、拍照片，或是請旁人幫忙確認皮膚狀況。

案例5　當壓力無法排解時，也會引發「心因性腰痛」

如果不是椎間盤突出、椎管狹窄症或骨質疏鬆症引起的壓迫性骨折等骨科相關疾病，也不是本章介紹的內臟或血管疾病，也並非腫瘤，且接受各種檢查卻仍然找不到異常，但卻很明顯的腰痛不已，而且還持續好幾個月。

上述類別的患者，很多都是「心理問題」引起。到內科來看診的腰痛患者中，也有一定的比例是因為「心理狀態不健康所以感到疼痛」。

前陣子就有一位這樣的患者來到我的門診。健康檢查時發現血糖偏高而來看診的自營業者F小姐，不論是進入診間、坐在椅子上、診療中，都一直是手扶著腰的動作，有時候還會搥搥腰。我實在無法不在意，在診療告一段落時，我就問她：「腰很不舒服嗎？」果然，是有腰痛的毛病。

據她表示，已經嚴重腰痛一年以上，按摩、針灸、整體、整骨、氣功，各種方法都用盡了，還是沒有改善。也去看過好幾家骨科，除了X光之外，血液檢查、MRI也都做了，骨骼、椎間盤、關節都沒有問題，脊椎也沒有腫瘤，不管去哪裡看診，都只得到「看起來沒什麼問題」的答案。

「他們都說『沒問題』，可是我就是會痛。有一段時期為了止痛就吃止痛藥，可是效果也不好，應該是說本來止痛就是治標不治本吧！我也有去骨科做牽引治療、電療，當下有覺得好一點，但是之後又變痛。現在則開始整復和針灸，總覺得是自欺欺人。」

聽到她的陳述，我馬上靈光一閃「啊，這一定是……」，但是在下判斷之前，如同本章所介紹，要先排除「危險性腰痛」的各種可能性。我再次一一確認她目前接受過哪些檢查，是否有做過健康檢查或癌症檢查。

她不只是去住家附近的骨科診所，也有去大醫院看診，那時候醫師表示「順便檢查是否有其他疾病」，所以也去了泌尿科和內科、婦產科。結果，身體方面沒有什麼需要擔心，因此被懷疑是心理疾病。

我委婉地詢問了她的工作、家庭及生活狀況，果然是有相當大的壓力。個性比較容易鑽牛角尖，有煩惱也不會找人商量或跟朋友抱怨，連她自己都沒有發現，其實壓力已經爆表。

「F小姐，妳壓力很大喔！有時候精神上的壓力也會引發身體的疼痛。」

我正想跟她說明心因性腰痛時，F小姐回答「什麼？」非常震驚，有點生氣地說：「我會痛都是因為自己的錯覺？」

「絕對不是這個意思，妳是貨真價實的感到疼痛。只不過讓腦部感受到疼痛的原因，是心理壓力引起的錯誤動作。」

我告訴F小姐什麼是心因性腰痛，並研判她是心因性腰痛的可能性很高，這種狀況下，看精神科進行諮商比較好，所以推薦她前往能治療腰痛的精神科就診。

壓力大的環境下，容易造成腰痛

壓力和腰痛之間的關係，在近期非常受到注目。最近接連有研究指出，**精神性的壓力容易引發腰痛，而且也會導致腰痛慢性化**。

例如美國曾經做過一項研究，將受試者分成兩組，一組給予否定性的言詞加以責罵，造成其心理壓力；另一組則是以肯定性的言詞加以讚美，然後給予腰部相同的物理性負荷量。

結果，否定性言詞加以責罵、給予心理壓力的那一組，發生腰痛的機率比較高。此外，內向、敏感性格的人，也容易腰痛。也就是說，**在高壓的環境下，若你是容易受到壓力影響情緒的人，發生腰痛的機率較高**。

所以即使同樣在工作或日常生活中，進行對腰部會產生負擔的作業，「環境」仍會影響腰痛發生的機率。在高壓的環境下，腰痛的機率就會大增。

長期不安、憂鬱，會導致「抑制疼痛的機制」無法運作

在第一章曾提到，影像檢查的結果和患者所提的症狀，不一定會一致。即使沒有任何痛感，在拍攝脊椎的影像後，有一定比例會發現「椎間盤突出」或「椎管狹窄」。相反地，也有患者是明顯疼痛，但影像檢查後卻完全沒有異常。這兩種情形都很常見。

為什麼感受到疼痛和出現疼痛的方式，因人而異？到底是什麼引起疼痛，又要如何緩和疼痛呢？

包含腰痛在內，身體受到刺激之後會產生「疼痛」的感覺，這是腦部的作用。身體某部位產生疼痛的刺激，末梢神經前端的受體感知到後，轉換成電位訊號，藉由神經傳導到脊髓，然後再到腦部。

接受到疼痛訊號的腦部，在認知到是「疼痛」後，會同時針對疼痛訊號，調整身體機制。

如果每次受到一點點刺激，就有疼痛的感受，身體一定會受不了。所以，當疼痛的信號傳達到腦部後，大腦會發動「減緩疼痛的機制」。這時，腦部會釋放出一種名為「多巴胺」的神經傳導物質，促使腦部分泌鎮痛物質「μ型鴉片類」。

μ型鴉片類具有緩和疼痛訊號的作用，使身體不會感受到過度的疼痛。接下來還會分泌血清素、去甲腎上腺素這類神經傳導物質，也具有抑制疼痛的作用。這一連串的機制稱為「多巴胺系統」。

但是，壓力、不安、憂鬱的狀態持續太久，多巴胺系統就無法正常運作，所以在接受到疼痛訊號時無法分泌多巴胺，再加上鎮痛物質μ型鴉片類、血清素及去甲腎上腺素的分泌量也減少的狀況下，平常不會覺得「痛」的細微刺激，會被腦部放大成「劇烈疼痛」。

這種疼痛演變成慢性化之後，疼痛感知就會愈強烈，壓力一旦變大，緩和疼痛的多巴胺系統更無法運作，變得容易疼痛，陷入惡性循環。

壓力、長期疼痛會造成自律神經紊亂，更加劇疼痛的惡性循環。交感神經持續過度緊張，末梢血管收縮造成血液循環不佳。這麼一來，會造成肌肉僵硬並壓迫末梢神經，增加疼痛物質的產生。針對上述內容，也有研究結果報告可佐證，包括：

- 憂鬱、工作上有問題、對工作內容不滿等，容易讓腰痛惡化。
- 苦惱、抑鬱，容易讓腰痛慢性化。
- 憂鬱症會提高罹患「慢性腰痛」的風險。

看完這些，我想大家應該都能了解心理健康對於腰痛等慢性疼痛而言，有多大的影響了！

鎮靜劑、安眠藥雖有效，但服用不當易成癮

壓力、憂鬱、不安與腰痛的關係已非常明顯，最近在骨科診斷腰痛原因時，開始會將「心理問題」考量進去，也出現與精神科、身心科共同合作治療腰痛的方式。

雖然有這些先進的處置方法，但仍會聽到有些讓人遺憾的治療方式。

某患者因為長期腰痛到附近的骨科診所就診，腰部的骨骼、肌肉、神經都沒有發現異常，醫師認為「說不定是精神壓力引起的疼痛」，而被指出可能是心因性腰痛。

到此都還很正常，但是解決方式卻是開立鎮靜劑或抗憂鬱劑，且還跟病患表示「吃了之後就會心情輕鬆」。有發燒就開退燒藥、有身心症的問題就開鎮靜劑，很遺憾的，就是有這種刻板診療的醫師。

精神藥物如苯二氮平類（Benzodiazepines，作用於中樞神經，會對精神活

動產生影響），能夠緩和不安，讓情緒冷靜，也能消除肌肉緊張，並具有肌肉鬆弛效果，所以不只用於睡眠障礙、不安、憂鬱，也適合用在腰痛、頸椎症及肌肉收縮性頭痛。因此是腰痛患者很容易得到的處方藥物。

但是，這是必須要注意的藥物。**一般常用的鎮靜劑、安眠藥，很多都屬於苯二氮平類，具有成癮性**。所謂的「長期服用成癮性」，是即使遵守指示用量服用，長期下來依舊會成癮，一旦停止服用就會發生不安、焦慮、失眠等戒斷現象，想要停藥不是那麼簡單的事。

更恐怖的是，在濫用藥物（酒精以外的精神作用物質）導致急性中毒、成癮、精神障礙而接受治療的患者中，以服用毒品最多，次多的就是安眠藥、鎮靜劑。

根據國立研究開發法人國立精神・神經醫療研究中心精神保健研究所，每隔兩年所出版的《全國精神科醫療設施藥物關聯精神病患現況調查》最新版（二〇一八年）的結果顯示，長期使用醫療院所開立的安眠藥、鎮定劑，會產生藥物依存而致濫用，演變成藥物成癮而必須治療的人數極多。

此一問題已獲得日本政府的重視，因此也訂出相關規定，苯二氮平類的鎮靜劑、安眠藥，如果連續處方十二個月以上，就會有條件的減少處方箋給付，並有相關的處罰措施。此一規定也在提醒醫師，「不要草率的開立鎮靜劑、安眠藥」。

直到近期，內科治療也經常會使用鎮靜劑和安眠藥。當診療結果好像是「心理問題」時，首先就是開立鎮靜劑。如果還是沒效，那就轉診到精神科，這算是固定的流程。

老實說，我自己以前對於有失眠問題的患者，也是經常開立苯二氮平類的鎮靜劑和安眠藥。因為失眠容易引起高血壓，對身體有不小的影響，所以會開立作用時間短、藥效較弱的鎮靜劑，讓患者晚上能夠好睡。

但是大約五年前，我參加了探討失眠問題的「睡眠研討會」，對於鎮靜劑、安眠藥的處方就改弦易轍。在研討會中，有熟悉睡眠問題的精神科醫師上台這麼說：「對於『睡不著』的患者，內科醫師馬上就會開立苯二氮平類的鎮靜劑，所以現在吃這類藥物的人不計其數，引發成癮性及各種問題。由於具有肌肉鬆弛作用，效果到隔天都還會殘存，尤其是老人家，可能會因藥物導致踉蹌跌倒、骨折，變成臥床不起。」

聽到這段話，我就決定盡可能不要再開立鎮靜劑、安眠藥給病患。

隔天開始，我一一向患者說明「這個藥有××風險，所以不要再吃了」。雖然花費不少時間，但能夠理解「原來這種藥是這樣，那就不要吃了」的患者，三十至四十人中只有一位。

幾乎所有的患者都會說：「啊？那今天不會開藥給我嗎？」「只要今天就好，可不可以開平常那種藥給我？」都是希望能夠拿到藥。

也就是說，已經離不開藥了。看到這個樣子，我發現自己促成了許多如同酒精、尼古丁般中毒的上癮者，正深切反省中。

不只苯二氮平類藥物有這種問題，**Rivotril**（台灣常見藥名為利福全錠，學名為可納氮平 **Clonazepam**）、**Halcion**（台灣常見藥名為酣樂欣錠，學名為同三唑侖 Triazolam）、Myslee（是一種安眠藥，台灣常見藥名為史蒂諾斯，學名為 zolpidem tartrate）、Amoban（台灣常見藥名為宜眠安錠，學名為 zopiclone），這類精神鎮靜劑、安眠藥都一樣。

此外，Myslee 和 Amoban 正確來說不是苯二氮平類，屬於非苯二氮平類，但是藥效機制和問題點都很類似，所以一樣要注意。

包括 Halcion、Myslee 及 Amoban，也被稱為「睡眠導入劑」。服用這些藥物馬上就能感受到效果，很容易會開立給「睡眠品質不好」或「睡不著」的患者，由於容易感受到有藥效和沒藥效的差異，所以更容易依賴。**是絕對不能隨便長期服用的藥物**。

醫師的資訊太老舊，無法跟上時代

言歸正傳，再回到被開立鎮靜劑的個案。這位骨科醫師雖然察覺腰痛和壓力有關，但是解決方案較差，即沒有掌握到苯二氮平類藥物會衍生的問題。很遺憾的，他是按以往的方式開藥。藥物相關的資訊會不斷更新，醫師必須經常學習最新資訊。不過，也有醫師在不更新資訊的狀況下持續看診。

例如，你是否聽過「抗生素對治療感冒沒效果」的說法？以前感冒患者理所當然會被開立抗生素，但是一般來說引起感冒的是病毒，用阻止細菌生長的抗生素不會有效果。

在沒有必要的狀況下服用抗生素，會讓細菌產生抗藥性，所以「不可以隨便開立抗生素」在目前已是常識。即便如此，還是有醫師遇到感冒就開抗生素，所以患者要好好更新自己的知識來選擇醫師。本來人的煩惱就千差萬別，怎麼可能透過服用鎮靜劑就解決。

症狀和壓力有關時，詢問患者到底發生什麼問題、如何面對、有何困境、有何想法等很重要。而不是什麼都不問，那就不會轉往好的方向。我不是專業的心理醫師，但是在每天的臨床經驗中，體會到只要聆聽患者的心聲，發揮同理心，便會對病情有幫助。

「吃這個就好了」如果開鎮靜劑就可以解決問題，那當醫師就太容易了。以我的經驗來說，鎮靜劑不能解決的事情很多。因為壓力引起心因性腰痛，有些醫師會很老套的以開立鎮靜劑來解決，單純只是覺得很麻煩而已。

不妨先聽患者怎麼說，如果還不能解決，那就要尋找專業的資源，可介紹他們到精神科或身心科看診。但是精神科、身心科在治療時，多會使用抗精神病藥物，所以選擇時要特別小心。推薦選擇能仔細聆聽、提出對策，具有腰痛治療實績的診所。

透過量表，可確認是否為「心因性腰痛」

以下是由治療腰痛聞名的日本福島縣立醫科大學醫院，其骨科和身心醫療科共同合作的「Brief Scale for Psychiatric Problems in Orthopaedic Patients」量表（針對骨科患者之精神醫學問題量表），簡稱為「BS-POP」。

量表中有十個項目，是為了要確認慢性腰痛患者的精神狀態。回答第一至第六個項目時，「無」是一分、「有時候」是兩分、「幾乎都是」為三分；回答第七至第十個項目時則稍有不同，回答「無」是三分、「有時候」是兩分，「幾乎都是」為一分，最後合計算出分數即可。

❶有時會想哭或真的哭。
❷總是心情鬱悶。
❸總是緊張焦慮。
❹一點小事就會發脾氣。
❺莫名疲累。
❻有疼痛以外的原因，導致難以入睡。
❼食慾正常。

❽一天之中，早上心情最好。
❾可以如常工作。
❿睡眠充足。

當分數合計在十五分以上時，就要懷疑是精神性壓力引起的腰痛。有不少人即使壓力很大，自己也沒有發現。藉由填寫量表，可以稍微拉開距離，誠實面對自己的心境。

「BS-POP」除了有十題的「患者用量表」之外，還有「醫師用量表」。這是醫師在診療中可以評斷是否有精神問題的參考。通常醫師和患者要一起做確認，才能判斷是否為精神性問題。因此，下頁的「醫師用量表」（圖❺）也提供給大家參考。

圖❺「BS-POP」醫師用量表

問題	1分	2分	3分
①疼痛會一直持續	不曾發生	有時候發生	幾乎都在痛
②展示患部方式能看出狀況	不曾發生	指著患部	沒有特別指示，卻開始脫衣服讓醫師看患部
③患部整個都會痛（麻）	不曾發生	有時候	幾乎都是
④建議檢查或治療時，會心情不好、易怒，或突然愛講道理	不曾發生	稍微抗拒	大部分都抗拒
⑤知覺檢查刺激時，有過度反應	不曾發生	有點過度	非常過度
⑥反覆詢問病狀或手術	不曾發生	有時候	幾乎都是
⑦對於治療人員、對他人的態度改變	不曾發生	稍微	顯著
⑧對於輕微的症狀，也會很要求希望沒有	不曾發生	有點介意	非常介意

註：醫師用量表十一分，或是醫師用量表十分以上，且患者用量表十五分以上，腰痛就可能與精神疾病相關。

案例6 服用止痛藥及胃藥，也無法好轉的腰痛

前文提及鎮靜劑的部分，腰痛患者之中，似乎有很多人即使吃了覺得沒效，仍然持續服用止痛藥。

例如定期到我診所進行高血壓治療的四十多歲女性G小姐，上次來看診時，我詢問：「是否有哪裡不舒服？」她就提到了腰痛。

兩個月前為了治療腰痛開始看骨科，然後醫師開了止痛藥「Lyrica」（學名為普加巴林，Pregabalin），她就乖乖每天服用。

「那覺得怎麼樣？有效嗎？」我問。

「不，完全沒效……。吃了兩個月，一點用都沒有。」

「一直吃沒有效果的止痛藥也毫無幫助，那就停藥吧！」她聽到我的建議，

露出不安的神色。

「沒效果也想繼續吃嗎？」我問

「倒也不是這個意思啦……」她回答得有點不乾不脆。

「那妳就跟骨科醫師討論，稍微停藥一陣子如何？後續觀察有什麼變化，再來決定要繼續吃還是中止。」

這個說法她似乎能夠接受。隔月她又來看診時，我問：「最近腰的狀況如何？沒吃止痛藥之後有什麼改變嗎？」

她說：「停了也沒什麼影響，所以就沒再吃了。」

當止痛藥無效時，可試著停藥

如同G小姐一樣，很多腰痛患者都會說「止痛藥沒效」。

來內科看腰痛的患者，代表在骨科沒有得到滿意的治療效果，有可能是想要得到其他的建議。在我的看診經驗中，表示「止痛藥有用」的患者微乎其微。

況且我自己本身也有經驗，在腰痛非常嚴重的時期，吃止痛藥都沒用。

更進一步，這件事可以從研究結果中得到答案。查閱對世界醫學論文彙整再次評論的「實證醫學資料庫」（Cochrane Collaboration）的報告，「NSAIDs」（止痛藥，是常見的抗發炎止痛劑）暗示可有效緩和急性或慢性腰痛患者的短期症狀，但事實上效果很差。止痛藥的效果其實沒有很大。

尤其是對於前篇介紹的心因性腰痛來說，止痛藥幾乎發揮不了作用。但是非常不可思議，很多腰痛患者雖然覺得「完全沒效」，但依舊持續服藥。

既然止痛藥沒辦法止痛，代表藥物沒有效果，停藥即可。以客觀的角度來說理所當然，但是患者仍繼續吃藥，可見非常不安。害怕疼痛，即使沒有效也繼續吃。就像戴護身符一樣，是因為心裡不安的反面行為。

我能了解這種心態，對於止痛藥看起來沒效的時候，我就會如同對 G 小姐的提議般，建議「一直吃沒有效果的止痛藥也毫無幫助，要不要試著停藥？」

之後約有九成腰痛患者會停止服用止痛藥。

之所以會這麼做，**是因為藥物一定會有「副作用」**。

止痛藥的目的當然是止痛，但是卻沒有效。藥品會有主作用（目的性效果），也會有副作用，如果不能止痛還繼續吃，那就是在沒有主作用之下，持續接受副作用。

一般胃藥無法預防止痛藥帶來的傷害

腰痛患者最先會被開立的處方大多為止痛藥，就是前文提及的「NSAIDs」。各位應該有聽過「Voltaren」（學名為雙氯芬酸，diclofenac sodium）、「Loxonin」（學名為洛索洛芬鈉，Loxoprofen Sodium Hydrate）等藥品吧？這兩種藥物都是NSAIDs，即止痛藥的一員。

NSAIDs可以抑制體內引起發炎，也就是所謂「疼痛根源」的前列腺素，藉以緩和疼痛。不只是腰痛，也廣泛使用在牙痛、關節痛、類風濕性關節炎等止痛上，但是有胃潰瘍、消化道出血、腎臟障礙等副作用。

尤其以胃潰瘍最多。NSAIDs除了直接傷害胃黏膜之外，還會抑制保護胃黏膜的成分生成，所以容易引起胃黏膜傷害。由於醫師都知道這一點，因此在開立止痛藥時，會因為傷胃而一併開胃藥。但是骨科醫師中，也有對內科藥物不是那麼了解的人，有時候會出現「沒效的止痛藥」加上「沒效的胃藥」。

例如經常和止痛藥搭配的「Mucosta」（學名為瑞巴派特，Rebamipide），是胃黏膜保護藥。人體的胃要在保護黏膜的「防禦因子」，以及胃酸等攻擊胃黏膜的「攻擊因子」，兩者皆保持平衡的狀態下才會健康。胃黏膜保護藥就是提高防禦因子，保護黏膜的藥品。

這樣看起來應該「可以保護胃」。可是要預防因止痛藥成分引起的胃潰瘍或十二指腸潰瘍，只服用Mucosta之類的胃黏膜保護藥是不夠的，這個結果已獲得科學證實。

在我的患者之中，也有人因腰痛去看骨科，吃了止痛藥和胃黏膜保護藥，但還是胃痛不已，結果只好停吃止痛藥。

要防止止痛藥造成的胃黏膜傷害，至少要使用能抑制胃酸分泌，可治療胃潰瘍，具有「組織胺阻斷劑」（H2-blocker）等強力作用的胃藥才有效。目前來說，「ＰＰＩ」（Proton pump inhibitor，氫離子幫浦阻斷劑）就是被用於治療胃食道逆流的最強胃藥。

ＰＰＩ比 H2-blocker 更能強力抑制胃酸，在預防止痛藥引起的胃黏膜傷害上，效果顯著，也有實證。

在心臟血管內科中，為了防止血小板凝固成血栓（血塊），會使用少量的阿斯匹靈，阿斯匹靈也是 NSAIDs 的一種。使用少量阿斯匹靈時，為了保護胃，基本上都會同時開立ＰＰＩ。

此外，前文提到的Ｇ小姐，醫師開給她的止痛藥是「Lyrica」（中文名為利瑞卡）。這種藥是用於治療末梢神經引起的疼痛，也就是對神經痛有效的止痛藥，是比較新的藥。如果腰痛帶有觸電、尖銳、灼熱的痛感時，經常會用到這種藥物。

Lyrica最具代表性的副作用，就是嗜睡和暈眩。偶爾也會有腰痛患者因副作用而昏沉，但是最主要的疼痛卻沒有改善。

總之，我想說的很簡單，就是止痛藥如果有效就罷了，萬一沒效就不必繼續吃。**一直吃止痛藥會傷胃，實在沒有必要讓自己承受副作用**。

我的胃不好，也同樣曾經有腰痛的經驗，對於患者「只是吃心安」的行為，實在很難解釋。另一方面，身為醫師，對於要一直開立沒用的止痛藥，也深感疑惑。對於患者來說，可能已經沒有其他能依賴的東西，止痛藥相當於護身符的感覺。

若止痛藥沒效，患者也沒有出現本章前半部內容中介紹的疾病（檢查方式將在第三章說明），那就不要再執著於止痛藥，不妨試試第四章介紹的生活習慣或運動。

但是也不能認為止痛藥有效，就斷定不是內科疾病。**因為內科疾病所表現出來的腰痛，若藉由止痛藥緩和，反而會延誤病情**。主動脈瘤破裂、主動脈剝離等劇烈疼痛，不是那麼簡單就能消除，當止痛藥有效時，反而會使疾病更加隱藏，需要多注意。

第 3 章

不想成為腰痛難民，你該看的科別和檢查！

正確地傳達必要資訊，
能提高醫師診斷的精確度。

在腰痛患者中，約一成會確診其他疾病

在第二章中提到，腰痛有時是疾病的徵兆。雖然以比例來說不高，但是隱藏在腰痛背後的，有可能是腹主動脈瘤、胰臟癌、胰臟炎、癌症骨轉移、尿路結石及腎盂腎炎等會危及性命的疾病。

其他還包括脊椎受到細菌感染而引起「脊椎感染症」、在日本被認定為重大傷病，且發病原因不明的類風濕性關節疾病「僵直性脊椎炎」，或是因某些原因造成馬尾神經受到強烈壓迫的「馬尾症候群」（包覆脊髓的硬膜與脊柱管之間有血塊的疾病）等，這些皆無法當作一般腰痛來看。

首先是脊椎感染症，在肺結核還很盛行的日本昭和年代，因結核菌感染脊椎引起的「結核性脊髓炎」，是常見的疾病。

結核性脊髓炎是結核菌感染肺部後，隨著血液到達脊髓而發病。隨著肺結

核患者日漸減少，結核性脊髓炎也消聲匿跡，取而代之的是一般細菌感染，即「化膿性脊椎炎」。

化膿性脊椎炎是因為尿路感染、膽囊炎、肺炎等體內其他部分受到感染時，細菌隨著血液流到脊椎，並且感染發病。脊椎受到細菌感染後，椎體與椎間盤之間會化膿，骨質變得脆弱，接下來就會被溶掉。

脊椎中最容易受到影響的就是腰椎，所以化膿性脊椎炎會出現腰痛症狀。症狀包括劇烈的腰背疼痛伴隨高燒，也有人不會那麼痛，但會產生慢性腰背部痛和持續低燒。

接下來要介紹僵直性脊椎炎，和類風濕性關節炎一樣，同屬於免疫失調所造成的疾病，會使脊椎和骨盆的薦腸關節出現慢性發炎。明確的致病成因，目前還不清楚。但僵直性脊椎炎大多從腰部、臀部的疼痛或僵硬等症狀開始。

僵直性脊椎炎的「僵直」，指的是骨骼與骨骼之間的沾黏僵硬。如果病情嚴重，整個脊椎都難以動彈，甚至會無法做出前彎、後仰的動作。

馬尾症候群是指較大的腰椎椎間盤突出，或是因重度的脊柱狹窄症、腫瘤、硬膜外血腫等疾病，造成馬尾神經（從脊髓往下延伸的神經叢）受到壓迫，除了腰痛之外，還會有下肢痠麻、感覺障礙、麻痺、大小便失禁等嚴重的神經症狀發生。

突發性的腰椎間盤突出或硬膜外血腫等造成的馬尾症候群，如果不盡早進行減輕壓迫的手術，有可能會有麻痺等神經症狀後遺症，因此建議要在四十八小時內進行手術。

因腰痛而就醫，並確診的隱藏性疾病，約占整體腰痛人數的一成左右，雖然並不多，但也沒有少到「罕見」的程度。

如果想確認是否為嚴重的腰痛，必須進行適當的檢查。對於一直無法治好的腰痛，憂心「會不會不是單純的腰痛……」而莫名不安時，在本章節中，也會說明要到哪些醫療院所看診，及接受哪些檢查。

躺一分鐘即可分辨是「閃到腰」還是「內臟疾病」！

首先，突然腰痛時，必須確認是否有「觸發點」。如果曾搬重物、扭到腰或彎腰等，做過這些成為觸發點的動作時，就可算是「腰部扭傷」（急性腰痛）。

請側躺於床上，膝蓋彎曲將身體稍微拱起，然後仰躺，在膝蓋下放個抱枕，輕輕彎曲膝蓋，過程大約一分鐘。

如果感覺「可以找到比較舒服的姿勢」、「腰一動反而更痛了」時，那就是閃到腰。也就是說除了觸發點外，**「姿勢變化時，疼痛也會改變」也是另一個重點**。

閃到腰的原因，是腰椎關節或椎間盤被施以超過容許以上的力量，造成扭傷或挫傷，使得支撐腰部的肌肉拉傷、韌帶輕微挫傷等。但是，即使照X光或拍MRI，偶爾也會發生「找不到原因」的狀況。

有症狀後馬上會痛到難以動彈，但是兩三天後，劇烈疼痛就會緩和，漸漸的身體又能夠恢復正常活動，於一至兩週的時間內自然痊癒。因此，就像骨科醫師或媒體所言，不需要勉強自己到醫院看診。

但是，也有例外。骨質疏鬆症患者、癌症病人，便無法排除脊椎有壓迫性骨折的可能性，建議前往骨科檢查較安心。

另一方面，與扭到腰完全相反，當「不管什麼姿勢，疼痛都無法減緩」、「找不到舒服的姿勢」時，就不是單純的腰痛，有可能是內臟疾病。

除此之外，**使用護腰也無法舒緩疼痛或變得舒服，在疼痛之外還伴隨其他症狀時，有很高機率會確診骨科以外的疾病（或是嚴重的骨科疾病）**。

- 變換任何姿勢都無法舒緩疼痛。
- 突然痛起來，疼痛感加劇。
- 強烈疼痛的部位會移動。

圖❻ 急性腰痛可能引發的「恐怖疾病」

◎需要叫救護車的疾病

- 腹主動脈瘤破裂
- 主動脈剝離
- 馬尾症候群
- 尿路結石

◎應該盡早就醫的疾病

- 急性化膿性脊髓炎
- 急性腎盂腎炎
- 癌症骨轉移
- 腰椎骨折

・伴隨血壓下降。

・伴隨腿部痠麻或倦怠，或是腳無法動。

・有血尿，或是排尿時劇痛。

・大小便失禁。

如果發生突發性的腰痛，並同時出現上述症狀，有可能是主動脈剝離、主動脈瘤破裂等血管問題，或是尿道結石、馬尾症候群等緊急性疾病（請參考上方圖❻）。不要猶豫，馬上叫救護車吧！

◉長期腰痛時，請先前往骨科治療

長期腰痛，或是不知什麼時候開始隱隱作痛的慢性腰痛者，首先應該要去骨科就診。

再次說明，所謂的骨科，主要是診療骨骼、關節、肌肉。當受傷或疾病造成骨骼或關節、肌肉等機能損傷時，骨科會以改善機能為目標進行治療。

如果覺得腰痛，第一階段就是去看骨科，除了問診之外，同時也要接受X光或MRI檢查，釐清是否為腰椎間盤突出、椎管狹窄症、腰椎滑脫症及骨質疏鬆症等引起的壓迫性骨折。

這時骨科會進行判別，確認腰痛是否為癌症骨轉移、脊椎癌、脊椎感染症（化膿性脊椎炎）等重症所引起。因為癌症骨轉移或化膿性脊椎炎，是會在數天、數週內急速惡化的嚴重疾病，及早發現並治療非常重要。

因此，為了要辨別這些疾病，下列項目皆屬危險信號，代表「不可忽視的疾病徵兆」。

- 發病年齡在二十歲以下，或五十五歲以上
- 什麼都沒做，保持靜態也會痛
- 胸部疼痛
- 有癌症、類固醇治療、ＨＩＶ（人類免疫缺乏病毒）病史
- 營養不良
- 突然體重減輕
- 大範圍的神經症狀
- 結構性脊椎側彎（脊柱異常彎曲）
- 發燒

二十歲以下處於成長期的孩子若腰痛，可能是運動導致疲勞性骨折的「椎弓解離」，如果確診，早期發現並使用背架固定就能痊癒，發現的時期不同，治療方法也不一樣。另一方面，超過五十五歲時，罹癌的風險會增加。如果伴隨營養不良、體重突然減輕，就必須考量是癌症或內臟疾病的可能性。

此外，腰部「保持靜止狀態時也會痛」，這些與動作沒有關係的腰痛，如同前文說明，病因恐怕是在腰部骨骼、肌肉、關節等運動器官以外。其中，若同時伴隨胸部疼痛，有可能是心肌梗塞。順道一提，心肌梗塞會出現的關聯疼痛，以肩頸痛最為人熟知。

長期使用類固醇，容易導致骨質疏鬆症，亦會使ＨＩＶ患者罹患骨質疏鬆症、化膿性骨髓炎的機率變高。

大範圍的神經症狀是指下肢的痠麻、疼痛、無力（使不上力）、排尿排便感覺異常等，而所謂的脊椎側彎，則包括脊椎向左右彎曲的「側彎症」，以及脊椎大幅度向後彎曲的「後彎症」。

● 平時養成自我檢查習慣，能早期發現癌症骨轉移

不能忽略的重大腰痛症狀之一，就是癌症。轉移到脊椎的癌症，某種程度上藉由拍攝 X 光可以發現。

骨轉移隨著程度發展，骨質會溶出，或是鈣質異常沉積於骨骼上，造成骨骼變硬。骨質溶出類型的轉移稱為「蝕骨性骨轉移」，骨骼變硬的類型則稱為「造骨性骨轉移」。

在 X 光片上，發生蝕骨性骨轉移的部位會是黑色，而造骨性骨轉移則是呈現白色。另外，癌症骨轉移的骨骼會有蝕骨現象，造成骨骼脆弱，容易發生骨折或骨骼變形。

雖然癌症骨轉移可透過 X 光片確認異常，但是光靠 X 光檢查，並無法發現所有的骨轉移。

在第二章中曾提及，患者雖然在骨科檢查時發現脊椎壓迫性骨折，但判斷「應該不是癌症」，之後因為疼痛加劇到別間骨科看診，才發現是癌症骨轉移到腰椎。

在骨科接受完整的檢查，醫生都說「應該不是癌症」，患者當然很放心。但是，這個時間點是否已經發生骨轉移則不得而知，所以也不能說骨科醫師的判斷是錯的。

患者所能做的就是日常健康管理。那位患者是乳癌的轉移，如果平時有進行自我檢測的習慣，或是定期接受癌症篩檢，病情的發展或許就會不一樣。

最後知道是骨轉移、確診為乳癌，是因為原發部位（一開始長癌細胞的地方），即乳房的癌細胞已增生到數公分大小，恐怕是在自己觸摸時發現腫塊。

乳癌、皮膚癌、口腔癌，皆為能透過自我觀察、碰觸而發現的癌症。平常要養成用眼睛看、用手觸摸的自我檢查習慣，也要定期接受癌症篩檢，就能在早期發現。

癌症骨轉移是一定要辨別出來的腰痛原因之一，很多時候透過骨科的 X 光檢查就能發現，但是很遺憾的，也有 X 光無法發現的狀況。

正因為如此，有腰痛症狀時，不只是要去骨科接受檢查，平常也要自我檢查，進行雙重確認。

●在骨科治療也沒有改善時，建議可做這些檢查

在骨科接受檢查後，骨骼、肌肉、關節沒有出現異常；或是被告知是椎間盤突出、椎管狹窄症，但治療後卻仍無法消除疼痛。

如果是上述情形，下一步該思考的就是「是否罹患骨科很難發現的疾病」。骨科就如同前文說明，會檢查是否為癌症、感染症、主動脈剝離、心肌梗塞等重大疾病。但是，骨科的專業畢竟是骨骼、肌肉、關節等運動器官。腰痛如果是源於內臟或血管疾病時，骨科很難一一判別。

例如，「僵直性脊椎炎」這種原因不明的類風濕性關節炎疾病，也會引起腰痛。從一開始出現疼痛、僵硬的症狀，到被診斷出是僵直性脊椎炎，平均要九年以上，七成以上的人是經過兩間以上的醫療院所或科別才得以確診。

最後被確診的科別，包含骨科、風濕免疫科、神經內科等。而且在被確診

為僵直性脊椎炎之前，很多人都被診斷為椎間盤突出、急性腰痛（閃到腰）、坐骨神經痛、風濕性關節炎、關節炎等。

僵直性脊椎炎是非常少見的疾病，並非所有會腰痛的人都有這方面的疑慮。**我希望大家務必要了解的是，絕對不要期待只看了一個科別、一位醫師，就想要診斷出所有疾病。**

所以，當你在骨科就診卻仍然找不到病因、對於被診斷出的病名感到矛盾，或是接受治療依舊沒有改善時，就可以考慮進行其他方案（請參考頁一一一的圖❼）。這種情況下，建議可以改至「肝膽腸胃科」、「泌尿科」、「心臟血管科」，若是女性，則可前往「婦產科」。

胰臟癌或胰臟炎等胰臟相關疾病，以及十二指腸潰瘍等，是肝膽腸胃科的專業。此外，肝臟或膽囊、膽管有結石的「膽結石」，也會造成腰痛。膽結石也是要在肝膽腸胃科檢查後才會發現的疾病。

只要在肝膽腸胃科同時進行抽血檢查、腹部超音波或腹部斷層掃描，就可判斷是否有上述疾病。尤其是糖尿病患者罹患胰臟癌的機率較高，如果因腰痛前往骨科看診，卻都無法康復時，就要懷疑是否為胰臟方面的疾病，至肝膽腸胃科檢查會比較安心。

另外，腎盂腎炎、尿路結石、腎積水等疾病則是泌尿科的範疇。在泌尿科，如果疑似腎臟或尿道方面的疾病，會進行血液檢查、尿液檢查及腹部超音波或斷層掃描。如果覺得腰部疼痛，還有持續輕微發燒，一定要思考是否有腎盂腎炎的可能性。當排尿有不適感時，也建議要到泌尿科檢查。

至於主動脈瘤則是心臟血液科的專業。如前文所述，主動脈瘤變大破裂非同小可，如果能在破裂之前先發現，就能防患於未然。主動脈剝離大多是突然劇烈疼痛，但是也有可能出現持續好幾天腰痛的症狀。

主動脈瘤破裂、主動脈剝離好發於高血壓者，血壓偏高的人需要特別注意。

圖❼ 因腰痛至骨科及其他科別檢查，可發現的疾病

骨科

腰椎間盤突出、椎管狹窄症、腰椎解離．
滑脫症、脊椎壓迫性骨折等外科疾病

＋

癌症骨移轉、脊椎惡性腫瘤、脊椎感染症

消化內科

腹部超音波或電腦斷層掃描、血液檢查

胰臟癌、胰臟炎、膽結石等

（可發現泌尿科疾病、主動脈瘤等）

泌尿科

腹部超音波或電腦斷層掃描、血液檢查、尿液檢查

腎盂腎炎

腎積水

尿道結石等

心臟血管科

腹部超音波、腹部電腦斷層掃描

主動脈瘤

主動脈剝離等

婦產科

腹部超音波、腹部磁振造影檢查

子宮內膜炎

子宮肌瘤

卵巢腫瘤等

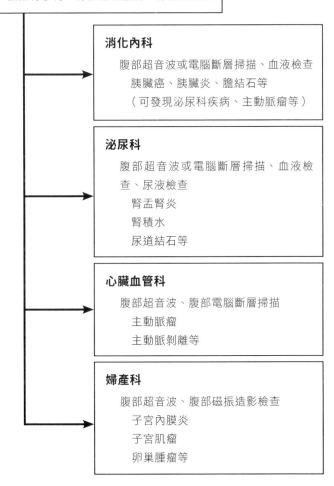

單一疾病建議前往專科就診，才能對症下藥

而在女性方面，婦科也有不少疾病會導致腰痛。腰痛伴隨月經時身體不適、經痛惡化、月經不順、不正常出血等症狀時，請先到婦產科檢查。

如同上述所言，看了骨科後仍無法解決腰痛問題時，就應該到肝膽腸胃科、心臟血液科、泌尿科、婦產科等就診。

在肝膽腸胃科進行腹部超音波或斷層掃描時，也能一併檢查腎臟、膀胱、尿道，所以若有泌尿道相關疾病，可獲得一定程度的了解，也有因為檢查而發現主動脈瘤、主動脈剝離的案例。

但是，即使是同樣的檢查結果，有些疾病必須由專科醫師才能判別，所以建議到相關科別就診。在接受檢查後，如果在該科別發現疾病，就能進行治療並觀察後續狀況。如果腰痛好轉，那就是有對症下藥的證明。

如果各個科別都已看過，還是沒發現任何症狀時，或許腰痛就不是任何疾

病的徵兆，單純只是腰部疼痛而已，持續觀察即可。因為已接受檢查，心中的大石頭也可以放下了。

◉透過「醫療分級」制度，前往適合的院所就診

有些患者可能會期待「大醫院醫術好的醫師應該比較多」、「如果是大醫院，就能找到潛藏的疾病和病因」。在日本只要有保險證，在全國各地的診療費用都一樣，所以很多患者都喜歡到大醫院。（編按：台灣的健保制度則是根據醫療單位不同，掛號費用也不同，但整體來說，一般診所的費用大致相同，大型醫療院所的費用則較高。）

若先不談醫術的良莠，「長期腰痛，想要找原因」的時候，我推薦大家先找開業醫師（診所），而非大醫院。

醫療單位各司其職，大醫院主要的工作是應對需要高度專業醫療的患者，以及提供緊急醫療。例如突然劇烈腰痛，即使是躺著或換任何姿勢都無法緩和疼痛，看起來不像單純的閃到腰，而是可能有急迫性的疾病——這種時候就不要

猶豫，趕快叫救護車送到大醫院。

另一方面，如果看起來沒有緊急性，也沒有重症的症狀（雖然也有可能隱藏著重大疾病），說出來大概會被誤解，但是到大醫院時，有時不一定能馬上接受診療。

即使沒有像我在前文中所說「等三個小時看三分鐘」的狀況，但不變的是，大醫院門診病患眾多。本來大醫院所擔負的職責就是高度專業醫療和緊急醫療，大醫院的醫師們會希望把有限的時間用在重症、緊急性高的患者身上。

因此對於檢查後沒有特殊異常，但是卻不舒服的「不明原因臨床主訴」患者，通常會敬而遠之。這並非大醫院的醫生太冷漠，而是他們的角色不同。本來大醫院就是接受專業檢查和治療的場所，不應該是隨意諮詢的場所。

醫院規模愈大，單一科別的醫師就愈多。但並非每次門診都能遇到經驗豐富的資深醫師，或雖然資淺但熱心看診的醫師。在病房裡是進行團隊醫療，所以會看到好幾位醫師，但是門診幾乎都是要依賴當下看診的醫師技術。

醫師看診的能力，是要靠很多臨床經驗才能培養出來，若是資歷淺，代表診治的患者也少，擔任門診的醫師並非全部都有相同的水準。

不只是腰痛，很多其他疾病患者，都是一開始不舒服時就前往大醫院治療。接受檢查後只得到「沒有異常」的回覆，但症狀卻沒有改善，由於無法安心，就從這間大醫院換到另一間大醫院，很多人都是這種情形。

對於腰痛一直好不了而惶恐不安的患者，即使是檢查沒有異常，他們希望聽到的不是「沒有異常」就結束，或是「心理作用」、「年紀大了」等幾個字，而是要能有同理心、願意傾聽，並提供解決方案。

檢查結果如果是「無異常」，那可以用「雖然有某種疾病的可能性，但是因為某種理由，所以可以判斷並不是」的方式來說明，更容易理解。這種個人化的醫療服務，小型醫院或診所較為擅長，也是我們開業醫師所擔負的職責。

況且，現在如果去大醫院沒有轉診單，在診療費之外，初診要多付五千日圓（約新台幣一千三百元）以上、複診要多付兩千五百日圓（約新台幣六百五十元）

以上的費用。而施行這種制度的醫院範圍很廣，二〇二〇年四月開始，教學醫院等提供高度先端醫療的特定醫院，以及一般病床達兩百床以上的地區醫療醫院，都涵蓋在內。在二〇二〇年十一月二十日，日本厚生勞動省的醫療保險部會中，還提出診療費要再增加兩千日圓（約新台幣五百元）的提案。

以政府的立場來說，是希望民眾先到地區診所看診之後，有需求再到大型醫院。例如泌尿科或婦產科，各自有專業的開業醫師。我也是開業醫師，具有心臟血管科和綜合內科專科醫師的資格。先到診所進行能做的檢查，再透過轉診機制有計畫地到大醫院就診，對患者本身也有莫大的好處。

（編按：本篇所述的情況，和台灣提倡的「分級醫療」制度相似。台灣將醫療院所分為診所、地區醫院、區域醫院及醫學中心。一般來說，生病時建議先前往診所就診，若效果不如預期，需接受更精密的檢查時，再由醫師開立轉診單，至其他專科院所或醫院治療。這樣的好處是，藉由醫療體系的專業分工來分流病人，避免醫療資源的浪費。）

●不確定腰痛原因時，亦可向家庭醫師諮詢

或許有些人會擔心，只是因為「腰痛」的症狀，卻得前往消化內科、泌尿科、心臟血管科、婦產科看診，不確定是否恰當。事實上是沒問題的，也不會因此被討厭。

以我身為內科醫師的真實心聲來說，如果初診患者只說「我的腰很痛」，那的確會有點困擾。但是如果是說出「我去看了骨科，但是都沒好」或是「腰痛了好久，我有高血壓，擔心會不會是血管方面的問題」之類的理由，那我們就會了解是因為腰痛，所以來這個科別看診，非常有幫助。

這時如果再搭配患者過往在骨科就診時的病歷，例如接受過哪些檢查，或已排除是哪些疾病等，接下來的診療會容易許多。

另外，如果平常有固定的「家庭醫師」，也推薦大家可以向其諮詢。

平常來看診的患者若諮詢腰痛問題時，我也會詢問目前看過哪些科別、接受過什麼檢查，除了自家診所能追加做的檢查之外，也會開轉診單讓患者到其他科別，並說明要如何看待腰痛問題。

如果患者有家庭醫師，會了解其既有病史、疾病風險，並區分接下來可前往就診的科別。根據狀況不同，也可能會再幫忙轉介到其他骨科診所，所以請一定要先和醫師討論及諮詢。

◉說明症狀也有訣竅，可幫助醫師判別病情

為了要了解長期腰痛的原因，患者至骨科等相關醫療院所就診時，其本身的「症狀陳述方式」也很重要。

不要只是說「腰很痛」、「腰痛都不會好」，而是要說明腰部的疼痛部位、何時開始痛、引發的狀況、疼痛程度、什麼時候會覺得痛、什麼時候不會痛、今天就診的目的為何等，盡可能具體且簡潔的說明。

更正確地傳達必要資訊，能提高醫師診斷的精確度。有好的提示，才容易導向正確的答案。

雖說如此，一旦開始看診時，在醫師面前難免緊張。護理師看起來好忙，自己後面還有好多患者在排隊，很容易就會慌張。本來想說的內容都忘了，之後才後悔「那時候應該要問醫師……」。

圖❽ 看診時，應該告訴醫師的事情

① 疼痛的部位、程度
② 何時開始疼痛？什麼狀況引發疼痛？
③ 何時會感到強烈疼痛？何時會比較舒緩？
④ 腰痛是一直持續嗎？還是一時性？
⑤ 腰痛以外的症狀
⑥ 疾病史（癌症、高血壓、糖尿病、腎臟病等）
⑦ 今天看診的目的為何？

雖然醫師也該好好提問，找出其中端倪，但事實上有些醫師真的也不擅長問診。因此，建議患者要先做筆記，在診療時間內盡可能發問，讓自己安心。

以我身為醫師的立場而言，希望患者能告訴醫師的事情如上方圖❽的說明，不妨先做筆記寫下來吧！

如果是腰痛，究竟是靠近背部的腰部，還是靠近臀部？是單側，還是兩側？各種情況都請具體的用手指出，告訴醫師「這裡正在痛」。

疼痛的方式也請使用各種形容詞來說明，像是「抽痛」、「微微的痛」、「刺痛」、

「突然一陣痛」，或是「沉重無力」、「像是被刺到」、「緊繃」等，並說明是否可以忍受、對工作或家事是否會造成影響，會更容易讓人理解。

此外，哪些時候疼痛會比較劇烈或是較為舒緩，也是陳述症狀的一大重點。例如「往前彎時會痛」、「什麼都不做時也會痛」等，請先掌握自己腰痛的特徵。

有些症狀看起來和腰痛沒有直接關係，卻隱含著重要訊息。包括「持續輕微發燒」、「沒有食慾」、「體重減輕」等症狀，有可能是腰痛表象下的疾病病徵，請如實告知醫師。不要自己認為「這跟腰痛沒關係」，身體異常的狀況，就先記下來吧！

在有限的診察時間內，若花太多時間在說明症狀，問診的時間就會被壓縮。所以在檢查自己準備的筆記並說明症狀時，也要思考發問的優先順序，讓診察更順暢，並能好好詢問事情。

提高自己陳述症狀的能力，便能有效利用有限的問診時間，這也是避免淪為腰痛難民的祕訣之一。

腰痛時，該如何使用痠痛貼布？

話說回來，腰痛的人大多有使用貼布的習慣。因此，必須先了解貼布的使用方法。使用貼布時，一定會很困惑要用溫熱還是涼感貼布。不論是哪一種貼布，以藥物的功能來說，基本上效能是相同的。不過，「溫熱」可以促進血液循環，慢性腰痛者推薦使用溫熱型貼布。

涼感貼布對於急性腰痛較有療效。急性發炎、又熱又腫時，會推薦使用涼感貼布。以使用區分來說，疼痛開始一週內用涼感貼布，超過一週之後則改貼溫熱貼布。

但是，慢性腰痛者是否能長期使用溫熱貼布，還是需留意。**皮膚較敏感的人，長期使用溫熱貼布容易起疹子。因為溫熱貼布大多含有辣椒萃取物，容易引發過敏。**有些人還會在貼布上放熱敷袋，更容易引發疹子。

前段時間，也發生因為腰痛而使用溫熱貼布，造成燙傷的案件。那位患者據聞是因為腰痛前往骨科，醫師便開立貼布處方。患者在貼時有搔癢和刺激感，但因為太在意腰痛，所以還是持續貼，等到撕掉藥布之後才發現已經燙傷。

起疹子的專業術語是「接觸性皮膚炎」。聽到「起疹子」，可能覺得沒什麼大不了，若是變成嚴重的接觸性皮膚炎，會非常疼痛。雖說如此，但在這種情況下使用貼布，僅會有些微刺痛感，沒有撕下來也難以發現。

醫師開立貼布給患者時，要告知「有一點點癢就馬上撕掉，暫時先不要再貼」、「如果沒有什麼不適，八小時後再撕掉」。

有些人喜歡整天貼著貼布，其實貼布不是貼愈久藥效愈好。依照貼布種類不同，大致上貼八至十二小時後，藥效會滲透到皮膚內，之後繼續再貼也不會讓效果更好。事實上，**貼太久只會增加起疹子的機率**。

換貼布時，要換個部位貼或隔一天再貼，讓皮膚休息。也千萬不要在貼布上放熱敷袋。

腎臟病患者不可任意使用貼布

使用貼布時，還要注意對腎臟的影響。貼布通常含有抑制發炎的抗發炎劑，而抗發炎劑會讓腎臟血流變慢，增加腎臟負擔。

這類貼布和第二章內曾介紹的NSAIDs（非類固醇抗發炎藥物）止痛藥相似，對腎臟病患者、高齡者及腎臟功能較差的人來說，必須要謹慎使用。

你可能會認為：「不就只是貼布而已嗎？」但最近的貼布，有些藥效已經能滲透到血液之中。

例如，名為「LOQQA tape」（學名為艾弗洛芬，又稱Esflurbiprofen、薄荷油）的溫熱貼布，比以往的貼布更好吸收，跟吃藥一樣藥效會滲透到血液之中，因此非常有效。但另一方面來說，原則上不能與其他止痛藥一起使用，要特別注意。

以前我也曾在不知情的狀況下，開立貼布處方給腎臟不好的患者，而患者的腎臟內科醫師還特別交代我「請不要開貼布」。對沒有特殊疾病的人來說，貼布使用上較不用擔心。但因為一般骨科通常不會細查到腎臟問題，因此若是腎臟不好的患者，必須自行和醫師確認，是否能使用貼布。

●整復師、按摩師並非醫師，不可任意診斷疾病

有腰痛問題者，很多人都會進行整復推拿或按摩。「反正去看骨科也不會好」而開始整復者，以及本來就是骨科和整復並進者，為數不少。

更進一步說，和整復所類似的還包括接骨中心和整骨中心，其中的差異並不容易分辨。

首先，接骨中心和整骨中心是相同的，也可稱為「骨繼」。是具有柔道整復師國家證照者，才能開業的場所。

將骨折的部位復原、關節錯開的部分復原、骨折或脫臼等固定的緊急處置之外，跌打損傷、脫臼、骨折等復原，都是柔道整復師的工作。

有些可以適用於國民健康保險，但僅限於急性損傷。急性的撞傷、扭傷、挫傷（撕裂傷）、骨折、脫臼的治療，是健保給付的對象，但是骨折和脫臼就

需要醫師的同意書。慢性化的疾患不能使用健保，例如慢性腰痛、肩頸痠痛等，健保就不給付。

除了柔道整復師，按摩指壓師也是國家證照的一種。藉由手掌的撫、揉、壓等動作來刺激肌肉和神經，讓血液循環變好。原本是要擁有按摩指壓師證照資格者，才能從事按摩行業，但實際上許多執業者並沒有證照，一般人也難以區分。

進行針灸的針師、灸師，也必須具備國家證照。所謂的針灸師，就是針師和灸師（編按：「針」為以針刺穴道；「灸」為以艾草薰穴道）。在接受按摩指壓師的按摩，或讓針師、灸師進行針灸後，若達到一定條件，健保就會給付。

而所謂的條件，以按摩來說，如果是肌肉麻痺或關節攣縮（關節很難活動的狀態），在取得醫師同意下，為了改善這些症狀而「需要按摩」。針灸則是需有神經痛、風濕、腰痛、五十肩、頸臂症候群（從脖子到肩膀、手臂的痠麻或疼痛）、頸椎扭傷後遺症等症狀，且要有醫師的同意書。

所以只要醫師認定有「必要」，健保也會給付慢性腰痛者的針灸治療。

但是，柔道整復師、按摩指壓師、針師、灸師等人員雖然有國家證照，畢竟不是醫師，當然不能使用藥物治療，也無法進行診斷。

另一方面，整復或整脊等項目，雖然能在民間考取證照，但是並沒有國家證照。整體院、整骨中心的名稱很類似，容易混淆，但基本上整體院是由沒有國家證照者所執業。

但是，對很多人來說，「整體」比「整骨」更有親切感、更耳熟能詳。大概是因為這個緣故，有柔道整復師證照者，很多人也使用整體院的名義來開業。這麼一來，整骨中心和整體院之間的差異就更難分辨了。

在了解差異之後，不論是要到接骨中心、整體院或針灸中心接受療程前，請一定要先至骨科進行診斷。

因為不論是具有國家證照的柔道整復師、按摩指壓師、針師或灸師等，皆無法診斷疾病。

若非醫師，不可任意診斷病情

進行整復或按摩時，有時會被告知「你的胃有點虛」、「你的肝臟不太好」。聽患者說明症狀、碰觸身體之後就得出這樣的結論，會讓人有種錯覺，好像對方很了解自己的身體。不過，這些都只是從外部碰觸而了解的表象而已。

這是過去曾發生的真實案例。由於患者覺得只是腰痛，並未深入探究疼痛原因，便經常前往接骨中心或針灸中心、整體院接受治療，最後檢查結果顯示竟然是骨轉移。**腰痛的成因是疾病所致，即使透過「按摩」讓血液循環變好，也無法治療癌症**。這就是腰痛因此難民化的根源，且攸關性命。

在醫療院所接受檢查卻沒有查出癌症，醫師可能會有法律上的責任。但是，如果是前往整骨中心、整體院接受治療而沒有發現癌症，院方並沒有責任。因為他們本來就不是醫師，沒有診斷權利。

不需要負責，就可以說明「你的胃如何如何」、「你的肝臟如何如何」，這樣的說法和市面上許多書籍相同，用「揉〇〇治百病」來吸引目光，但看了內容才知道，原來醫師並不會這樣說。或許因為不需要負責，才能如此天馬行空吧！

（編按：本文內容皆為日本現況，與台灣不同。在民俗調理證照方面，台灣的國家證照有「傳統整復推拿技術士」、「按摩技術士」，但開業不需要證照。而在台灣若進行針灸，必須由醫師執行，並沒有單獨的針灸師證照，在中醫診所接受傷科推拿時，也必須要由中醫師親自執行，健保才會給付。）

◉從姿勢、習慣著手，才能真正改善腰痛

各位在前往整骨中心、針灸中心或整體院之前，至少要先至骨科接受檢查。長期腰痛時，可能潛藏骨科以外的疾病，請按照本章前半段的說明方式進行治療，並適切的搭配按摩和整復。

很多腰痛者常去整骨中心或整體院，想必是感覺到效果。在接受按摩、整復之後，能舒緩疼痛。但是，這並不是因為透過整脊而矯正歪斜的身體。人的身體，不論是誰都不可能完全左右對稱，都會有歪斜。而這種歪斜，想透過施加外力矯正，或是藉由一次的施作矯正，是不可能的。

我認為所謂的矯正歪斜，是在喚醒拉提骨骼的肌肉，以及正確支撐骨骼的肌肉，只是在不斷的矯正肌肉而已。

按摩和整體能舒緩疼痛，是因為血液循環暫時性地變好，排出造成疼痛的

物質。一旦淋巴循環變好，原本阻塞的老廢物質也會流走，自然會變得神清氣爽。當疼痛獲得舒緩，身體也會較好活動。若想治好腰痛，就不能忽略活動身體的重要性。善用按摩和整復，為身體製造可活動的契機，是不錯的方式。

總結來說，如果到骨科接受檢查也找不到明確的原因，腰痛仍然不見好轉時，不妨諮詢家庭醫師，同時依症狀前往消化內科、泌尿科、心臟血管科或婦產科，檢查是否有潛藏疾病。如果沒有重大疾病，就可以安心了。

不改變生活習慣，很難治好腰痛

一般性的腰痛，在紓解壓力的同時，亦可透過做體操，改善對腰部不好的姿勢，並調整生活習慣。如果按摩、整復能緩和疼痛，激發活動身體的動力，自然可好好運用。但是，身為一名曾戰勝腰痛的過來人，回顧自身經歷，**把一切都交給他人，是治不好腰痛的。**

當我在為腰痛煩惱不已時，也曾前往整骨中心和整體院。的確經過調理後，當下就不痛了，但是老實說並沒有真正變好。

在第一章時曾說明，導致腰部疾病的原因，包含姿勢不良、運動不足、壓力、肥胖等。如果不消除這些引發腰痛的「生活習慣」，就不可能擺脫腰痛。

在下一章中，我將公開自己在腰痛時所統整的「減輕腰痛生活習慣」，以及身為醫師，想給腰痛患者的建議。一起矯正生活習慣，擺脫腰痛吧！

第 4 章

改變習慣＋做伸展操，
遠離腰痛！

慢性腰痛與其說是「由誰來治療」，
更重要的是「自己的處理方式」。

愈在意，腰反而愈痛

從骨科到消化內科、泌尿科、心臟血管科、婦產科，已經看了一輪卻仍然沒發現腰痛背後隱藏的疾病，在本章節中就要教大家「如何共處」。

把意識集中在腰部，截至目前為止都沒感覺到疼痛者，也會突然感到隱隱作痛了吧？本來就腰痛的人，是否覺得更疼了？

大腦非常不可思議，愈是想著「好痛、好痛」，真的就會覺得更痛。但是長期腰痛者，都把腰痛當成最重要的事項，往往都過著一大早起床就想著「我的腰痛還好嗎？」的生活。

如同思考「先有雞還是先有蛋」的問題一樣，你總認為腰痛所以才很在意腰部，不過也有可能是因為太在意所以才痛，太刻意才變得更痛。

這個時候，我經常會這樣問病患：「你注意到耳鳴了嗎？」

幾乎所有的患者都會回答：「我沒注意到有耳鳴。」

「那今天回家之後，你再仔細聽聽看是否有耳鳴。在安靜無聲的房間裡，集中注意力在耳鳴這件事上，一定會聽到嗶的聲音。但是，你到目前為止從未煩惱過耳鳴吧？這是因為你從來沒想過耳鳴。其實一直都能聽到，但因為不在意所以聽不到。腰痛也是，你在做開心或有趣的事情時，就不會感覺到痛吧？」

這麼一問，患者才恍然大悟地說：「的確如此。」進而接受了我的說法。

轉移注意力，能忘卻疼痛

事實上，我自己在三十多歲的腰痛時期，因為受到坐骨神經痛的影響，單側的腿留下腳麻的後遺症。平常完全沒有麻的感覺，但是一跟患者聊到疼痛或痠麻時，就會不經意想起，腿也會馬上就產生刺刺麻麻的感覺。

我也會這樣跟大家分享自己的經驗：「我在孩子還小的時候，因為要抱他們而傷到腰，現在都還會腳麻。明明剛才都沒感覺，結果談到這個話題時，我的腳就開始麻了。但是，我有打高爾夫球及運動的習慣，平常完全不覺得腳麻，做什麼都沒問題。您也可以試著在家裝飾一些漂亮的花朵、聆聽喜歡的音樂，或是觀看有趣的電視節目，不要老是想著腰痛。」

對於腰痛患者，我會給予他們這樣的建議。

在第二章中，我曾介紹腦部抑制疼痛的機制。當大腦感到疼痛時，同時會啟動多巴胺系統，抑制疼痛。壓力、不安、憂鬱等，都會讓這個機制無法運作，容易使疼痛持續、疼痛加劇。**相反地，保持愉快的心情會讓多巴胺系統動起來。因此在做喜歡或開心的事時，就不會感覺到疼痛。**

● 這樣思考或動作，容易形成「慢性腰痛」

在第三章中，我介紹了辨別危險腰痛的「警訊」（紅燈區）。在本篇文章中，則要讓大家知道腰痛的「黃燈區」。

根據文獻不同，具體的項目有所差異，但大致上來說，下列的「黃燈」項目，皆是容易導致腰痛慢性化的警訊。

❶ 對腰痛抱持不正確的態度和思考

因為疼痛就什麼都做不了，因為怕痛而極端提防，擔心有一天會嚴重到要坐輪椅、臥床不起或甚至病情更嚴重等。

❷ **不正確的行為**

持續長期休養，過度依賴治療者或醫療器材。

❸ **誤診或醫師的錯誤態度**

實際上並非重病，卻被告知極為恐怖的病名；不是以恢復機能為目標，卻被要求休養；被不同病名或說明混淆等。

❹ **情緒問題**

不安、恐懼、憂鬱、焦慮等。

❺ **家庭問題**

家人保護過度或是漠不關心。

❻ 工作問題

對工作有不滿或壓力、人際關係壓力、工作提不起勁等。

從上述的黃燈指標可看出，要和原因不明的腰痛和平共處，「心態」最重要。不要被疼痛所侷限，應該要積極樂觀的面對，但是這對本人來說絕對不是一件容易的事。

歐洲的《慢性腰痛指引》中提到，目前並沒有哪一種治療法被實證絕對優越，但是「認知行為療法」（接受現實或改變心態，以減輕內心壓力的心理療法）和「運動療法」，是兩種「效果可期待」而備受推薦的療法。

也就是說，**不被疼痛所綁架的思考法與有效的運動，這兩者對於長期腰痛者來說，是目前最佳的解決方案**。本書也將從下頁開始，介紹這兩種療法。

如同第一章所言，平常姿勢不良或執行讓腰部有負擔的動作，會導致腰痛，因此減輕腰部負擔的「生活習慣」非常重要，可參考頁一七〇的內容。

長期腰痛是運動不足、肌肉不足、姿勢不良及心理問題等，各種原因交互影響所致。很遺憾的，我也無法斷言「只要這樣做就會變好」。接下來要介紹的思考方法和運動，也並非努力實行就能讓疼痛立即消失。

但是，將這些融入於生活中，一段時間後會發現腰痛已減輕許多。如此一來，自然會慢慢痊癒。我在沒有吃止痛藥的情況下，腰痛便不知不覺痊癒，所以深切有感。

撰寫「腰痛日記」，有效改善疼痛

前文曾提及，最重要的是「不要被疼痛所綁架」。你心裡或許會認為，即使說「不要在意疼痛」，但是到底該怎麼做，才能不在意呢？

我推薦的方式是寫「腰痛日記」，也就是記下腰痛時的狀況及心情。具體記錄的項目如下：

- 日期時間
- 特別疼痛的部位
- 疼痛的強度（將疼痛程度分為五個等級，數字愈大愈痛）
- 腰痛當下的狀況（做了什麼事）
- 腰痛發生前後的心情

你可能會質疑，記錄疼痛不就是把焦點都集中在「疼痛」這件事上嗎？書寫腰痛日記的目的，並非把焦點集中在疼痛上，而是要客觀的審視腰痛發生的時刻。應該是說，可以藉由書寫讓自己和「疼痛」的感受拉出距離。

回頭閱讀自己寫的日記時，就可以發現「這種時候容易發生腰痛」的共通點。例如：遇到某人就會腰痛、睡眠不足時容易腰痛、被上司斥責時就會痛、在緊張的會議上長時間坐著就腰痛、在有限的時間內跟客戶做簡報時就會痛……，可以了解哪些「場景」容易引起腰痛。

事實上，感到痛的時候，應該都不是在做開心或喜歡的事吧！

平常有打高爾夫球的人大概都是這樣。開心打完十八洞後去泡澡的瞬間，才想到「我的腰不太好」，一邊說著還貼了好幾片貼布。也有人說自己「腰痛」，推桿時卻總是蹲下來看草紋，進洞時沾沾自喜，沒進洞時馬上按著自己的腰喊「好痛」。

其實高興揮桿的那一瞬間，腰本身就已經有問題了。

透過文字，找到致痛的壓力來源

此外，寫腰痛日記可以發現自己容易感到壓力的情境，以及當時慣有的行動和想法。有家庭或工作問題者，容易有慢性腰痛。我回想那些為腰痛煩惱的患者們，的確是如此。

聆聽腰痛患者的心聲，包括工作上的不滿、婆媳問題、夫妻失和、照顧雙親、養育孩子等，每個人都有各式各樣的煩惱，累積了龐大的壓力。但是很意外的，本人經常沒注意到自己承受著壓力。在寫腰痛日記時，能發現「壓力」的來源。

「忙得不可開交，還被要求多做分外的工作，腰更痛了。很想拒絕，但是又擔心『考績會變差』而沒能回絕。」

「想到每天要去療養院探望婆婆，腰痛又死灰復燃了。」

這種「發現」非常重要。如果沒有察覺，就不知道哪些該注意，哪些不要放在心上。

了解容易引起腰痛的狀況，及容易感到壓力的情境後，首先要趨吉避凶。例如，「每次碰到這個人就會腰痛」，那就花點心思盡可能避開對方。還有，如果知道是因為睡眠不足引起腰痛，就要努力讓自己有充足的睡眠時間。但是，我們不可能避開所有的壓力源，應該是說，無法避開的壓力源比想像中多。無法避開壓力源時，該怎麼辦呢？

其中一個辦法是「察覺壓力源」，即了解「這種時候就容易腰痛」，預先做好心理準備，光是這樣做應該就會有改變。**心因性腰痛受到壓力的影響很大，「體認到自己的疼痛是心理問題引起」，只要有這樣的認知，就能緩和疼痛。**所以要先覺察，第一步就是認知到疼痛「是由壓力所致」。

接下來則要回顧日記，了解自己面對壓力時，如何對應。以上述探望婆婆的例子來說，忙碌時卻無法「拒絕」、每天都得去探望的「執念」，會讓壓力更沉重。客觀地思考該怎麼做才能減輕壓力，才能矯正自己慣有的行事風格和思考模式。

當然，經年累月養成的行為模式和思考方式，不可能馬上改變，但即使只是意識到「啊，我又陷入平常的思考模式了」、「唉，這種行為容易讓自己壓力變大」等，也能變得客觀，而讓心情較平和。

如果是因為壓力引發腰痛，就要學著發現壓力來源，這樣才能不被疼痛所限制，更容易面對腰痛。

記錄壓力來源，調整面對腰痛的態度

使用日記治療腰痛，起源於福島縣立醫科大學醫院，其骨科與身心科透過共同合作，以「認知行為療法」為基礎，具有實證的解決方案。

人們會對於自己所處的情境、發生的事情，不斷以主觀意識做解釋，然後賦予意義。在壓力、憂鬱的狀態下，對事物的解釋和意義（認知）曲解，更加造成壓力和不安。

因此，藉由修正認知的曲解，達到改變行為的方式，就是認知行為療法。也會用於治療憂鬱症、恐慌症、PTSD（創傷壓力症候群）等。

對於被診斷為「精神性壓力」引起的慢性腰痛患者，福島縣立醫科大學醫院在以治療為前提下，推薦患者寫「壓力日記」，記錄❶日期、❷狀況（討厭的事、負面的感受）、❸想法（當下怎麼想）、❹行為（當下自己的行為）及❺回顧（修正思考模式或行動慣性）。

不只是腰痛時，在感到壓力時也請記錄下來，像是面對壓力源時，容易出現什麼想法、做出什麼舉動，就可從日記中得知。

重新閱讀日記時，請著眼於過度忍讓、無法說「不」，及把自己的需求排在後面，讓對方的需求優先的「逃避行為」，讓患者去思考，什麼時候自己採取了逃避行為，本來應該怎麼做比較好。

這種使用日記的治療法，在福島縣立醫科大學醫院裡，成功的讓腰痛到無法行走，只能坐輪椅的患者，慢慢地改善，一直到幾乎感覺不到疼痛，可以正常生活。

即使是某些疾病造成的腰痛，壓力和不安也會讓疼痛加劇或是持續，心情上便會對疼痛更加厭惡。改變面對腰痛的態度和思考方式，是在找尋疼痛原因時，也要一併進行的功課。

● 天氣一旦變差，腰痛就會復發？

談到容易腰痛的情況中，有一種說法是「天氣變化導致疼痛惡化」。從以前開始就有「一下雨，舊傷就犯疼」的說法，也曾有長輩抱怨「膝蓋又開始痛，明天大概會下雨」，準確地說中隔日的天氣。

因為天氣變化而惡化的疼痛稱為「天氣痛」。尤其是慢性疼痛者，更容易受到壞天氣影響。

為什麼變天會讓疼痛惡化，並沒有明確的證明，**不過可以解釋成「氣壓下降造成交感神經興奮、血管收縮，讓末梢血液循環變差，體內的組織處於缺氧狀態，就容易產生引起疼痛的物質」**。

此外，換季時也有許多人容易身體不適，應該是季節交替時氣壓變動、溫差變大，造成自律神經混亂所致。

雖然天氣與疼痛的關聯性還處於假說階段，但是也曾出現以下的研究結果。

在京都大學所進行的研究中，分析超過兩萬件風濕性關節炎患者的臨床資料，與氣象局公開的氣象資料之相關性，發現氣壓愈低，關節愈容易腫脹或疼痛。此研究表示，與三天前的氣壓相關性最大。

因此，慢性腰痛也同理可證。是否下雨天時腰就會痛，天氣不好就更痛呢？請試著回想，如果有上述傾向，就可能是因為天氣變化，導致痛感倍增。

了解「天氣的影響」後，是否覺得安心許多呢？如果知道天氣差時會變痛，就能找到應對方式。市面上有許多天氣預報及天氣痛預報的網站或ＡＰＰ，活用這些工具，**在即將變天或氣壓要下降時，就盡量多活動身體，讓血液循環變好，並聆聽喜歡的音樂以放鬆心情，做些積極性的對策**。

不要以負面的態度想著「明天天氣會變差，一定會腰痛」，而是認為，即使受到天氣影響也沒問題，預先「讓身體溫暖」、「好好地放鬆心情」，做好準備，以正面積極的態度應對。

●追求完美的個性，反而讓腰痛更嚴重？

我在看診過程中，聽著腰痛患者的說詞，總感覺許多人是完美主義者。

「如果腰沒有問題，我就什麼都可以做了。」

「我真的也想好好工作，可是腰就是不配合……」

完美主義者不論工作或家庭，一切都希望能盡善盡美，執著於必須完美無瑕。所以只要有一部分做不到，就會有不必要的罪惡感。

但是，工作繁忙、照料雙親、養兒育女，每個人都會有各自的煩惱。一切都完美無缺，對任何人來說都是不可能的。想要做到完美，但是卻達不到，所以就必須要以「腰痛」來當作藉口。

我這樣說明，相信一定會讓不少人勃然大怒，認為「我是真的很痛，才不是什麼藉口！」就如同認真、責任感強的人，愈容易有憂鬱症一樣。完美主義者在不知不覺中，讓自己負荷過重，被逼到絕境。

長期如此，便可能會以憂鬱症等心理疾病展現出來，也可能會以腰痛，即身體疼痛的方式來表現。

任何事都想要盡善盡美並非壞事，也算是一種優點。但是，如果抱持這種想法卻讓身心不健康，並感到很痛苦，那就必須稍微放寬標準。

不要想著做不到的事情，而是要把眼光轉向做得到的事。作為練習，先試著設定簡單可實行的小目標。例如，以後文會介紹的體操來說，可以設定「每天一次，一次一種」的目標，若當天有做到便在日曆或行事曆上打個「◯」。

「即使腰痛也做得到！」的成就感，能讓腦內釋放舒緩疼痛物質的「依核」，因而更加被活化，並藉此緩和疼痛。利用這種方式感受「成就感」很重要，不要貪心什麼都想做，先從簡單的目標開始吧！

澳洲發起「不要在意腰痛」活動

距今二十年前開始，澳洲便定期舉行名為「Back Pain：Don't Take It Lying Down」（不要屈服於腰痛）的活動。這是訴求「不要過度在意腰痛！接受腰痛吧！」的大型媒體活動。

透過電視黃金時段的廣告、報紙及雜誌、戶外廣告等各種媒體，對居民傳達「腰痛不需要靜養，繼續充滿活力的生活和工作吧！」的訊息，也告知醫師「不要對腰痛過度治療，避免非必要的檢查和治療」。

進行這些活動之後，澳洲政府發現，不但降低員工以腰痛為理由請假的天數，也減少了三千六百萬澳幣的殘障保險理賠，以及五百七十萬澳幣的醫療費用。換算成日幣，有超過三十億日圓（約新台幣七億多）的經濟成效。

即使腰痛也要過正常的生活。利用媒體廣為宣傳，改變國民的想法，結果也改變了行為。

我認為腰痛會在內心有空隙時趁虛而入。就像前文提及的，打高爾夫球時已經完全忘記腰痛，但是在結束的瞬間卻疼痛不已，就是很典型的例子。如果很專注地做某件事，幾乎不會意識到疼痛。但是當內心有空隙時，就會想起腰痛的存在，突然感覺疼痛。

並不是所有的腰痛都會受到心情的影響，如果長期因不明原因而腰痛時，修正對待腰痛的方式和心態，非常重要。

治療慢性腰痛，「運動」是首選

如同前文所述，目前對慢性腰痛有較好療效的治療方式中，與認知行為療法並列的就是「運動療法」。運動療法對於慢性疼痛有以下的效果：

- 改善腰椎可動範圍及機能障礙。
- 改善疼痛、運動機能、健康狀態、肌力及持久力。
- 改善QOL（Quality of Life，生活品質）。
- 減輕對疼痛的無力感或憂鬱狀態。

總而言之，運動除了能緩和疼痛、改善運動機能和肌力，在心理層面上也具有正面效果。

一般人聽到「運動療法」，可能會有點疑惑，想了解具體內容，其實就是活動身體。

有些人會擔心腰痛時「可以運動嗎？」認為「不是應該休息比較好？」我會建議前往骨科就診時，要與主治醫師確認「可以做哪些程度的運動」。此外，還有一說是，運動可以減少腰痛發作的風險，有一定的預防效果。

過度「休養」，腰痛反而難痊癒

在逐漸了解運動的重要性之後，同時也發現「休養」所帶來的弊害。因此美國內科學會在二〇一七年公布的指引中記載**「從急性腰痛到慢性腰痛，應該指導所有的腰痛患者，都要維持一定的活動量」**。

所以與其擔心「運動之後腰會痛怎麼辦」，還不如想著「運動會改善腰痛，也較不容易復發」，進而安心運動，這才是比較合理的行為。

在此之前，對於閃到腰等急性腰痛，治療方式都是「需要休養」。閃到腰去看醫生時，應該都是被交代「在不會痛之前，請好好休息」。

即便是急性腰痛，休養也會延遲治療。在此要給大家看一個有趣的研究報告。這是針對芬蘭赫爾辛基的作業員所做的研究。研究單位將因為急性非特異的腰痛（也就是所謂的閃到腰），而到產業健保中心看診的一百八十六人，隨機分成三個群組：

❶躺著休養兩天（六十七人）。
❷做腰部伸展運動（五十二人）。
❸在可以忍受的範圍內如常生活（六十七人）。

分別在三週及十二週後再進行比較。結果不論是三週或十二週，復原最快的都是第三組，即「如常生活」的那一組。

該組在疼痛持續的時間、疼痛的強度、腰椎的動作、請假天數這些指標中，都比其他兩組來得表現優異。相反地，復原時間最久的是第一組，即「躺著休養兩天」。

對照「閃到腰」之前的治療法，即「在完全復原前，請好好休養」，現在看起來反倒像是「延後康復」的原因。

為什麼在可忍受的範圍內如常生活，會比做伸展操來得容易復原呢？雖然理由還不太清楚，但推測可能是在如常生活中，從目前可以做到的事情中得到成就感及喜悅，以及體驗到「雖然腰痛但還能像平常一樣活動」的成功經驗，反而讓心情放鬆、更有自信，進而加速復原吧！

◉腰痛除了治療，也需要自主運動

急性腰痛時，活動身體會比休養來得容易康復，慢性腰痛更是如此。

不過在腰痛患者中，不少人都會以「我會腰痛」的理由不運動。或許是擔心運動時轉動腰部會對腰造成負擔，讓腰痛更嚴重。或是原本就不喜歡運動、沒有運動習慣，因此把「我會腰痛」當成不運動的藉口。

另一方面，很多人喜歡美食，而光吃不動也容易肥胖。這麼一來，就陷入了因為腰痛動不了，但是吃太多又變胖，讓腰更痛，更加無法活動的惡性循環中。不只是腰痛者，這種情況也容易發生在膝蓋痛、慢性疼痛患者上。

「愈是擔心『如果腰痛又復發』，愈應該重視運動。」即使一再重申，很多人還是會找出「不運動」的理由。

此外，不只限於腰痛，對於糖尿病、高血脂症、高血壓等生活習慣病，運動也能帶來良好成效，因此這類疾病的患者如果有必要，我在診療時都會提出適合的運動方案。

雖然病患都會說「我知道了」，但是之後回診時詢問「運動效果如何？」能自信滿滿地回答「一直都有在做！」的患者畢竟是少數，大多都是言詞閃爍並表示「那個喔……」

根據統計「三大無法運動的理由」是「沒時間」、「天氣太熱（太冷）」，及「腰部（或膝蓋）會痛」。眼前就有解決方案卻不實行，難道不會覺得很可惜嗎？

在治療腰痛上，比起就醫更重要的是自我照護。醫師最主要的工作，是發現腰痛背後潛藏的疾病，找到病因後進行治療。**但一般的腰痛患者大多對「被動性的治療」過於期待，是導致長期腰痛的主因。**

也就是說，腰痛不是「醫師把我治好」、「透過按摩或整體治好」，而是「自己治好」。

按摩和整體相同，都是靠人為揉捏讓血液循環變好，但效果無法長久持續。一切都想靠他人總有限度，而「自我照護」則是每天都能進行，效果更能持續。

運動不只治療腰痛，也能改善三高

前文提及「因為腰痛所以動不了，動不了所以腰更痛」的惡性循環，只有依靠自己才能斬斷。

我之所以能如此斬釘截鐵的說明，是因為我自己正是如此。

學生時期的我會打網球，算是經常活動身體的人，但是誠如第一章的說明，因為忙於工作和育兒而睡眠不足，運動量也不夠，回過神來發現已經變胖，甚至容易腰痛。思考著「不能再這樣」而再次開始運動時，我已經四十多歲了。

當時的我會拉筋，然後一邊說「腰痛」、一邊打網球，也有重訓的習慣。為什麼當時的我即使嚴重腰痛，還是堅持運動呢？單純只是希望治好腰痛和代謝症候群。

開始運動之後，體重減輕、也長出肌肉，並改善代謝症候群，不知不覺中腰痛也消失了。之後我就不曾煩惱腰痛，直到現在。

●醫師獨創！適合慢性腰痛的「池谷式腰痛伸展操」

如果是因為感染、癌症、骨質疏鬆症引起壓迫性骨折，並造成腰痛，就必須要好好休養。除此之外，其他類型的慢性腰痛比起休養，進行運動療法，也就是做「池谷式腰痛伸展操」更重要。

腰痛伸展操共有四個動作，可以強化腹肌和背肌，增加大腿肌肉的柔軟度，持續進行能減輕腰痛，因此備受注目。

適合進行伸展操的地方包括：硬度適中的榻榻米地板、地墊或地毯。有些人會在睡前或起床後做伸展操，不過，請避免在過於柔軟的床上或棉被上進行。

接下來要介紹腰痛伸展操的動作，請每天做二至三組，持之以恆。如果腰痛變得嚴重，請停止運動並諮詢骨科醫師，不要勉強自己。

每天做腰痛伸展操，強化肌力、改善疼痛

腰痛伸展操的第一個動作，是腹式呼吸的同時進行 draw in（見頁一六六）。腹式呼吸可以消除交感神經的緊張，刺激副交感神經，對於導致腰痛惡化的壓力來源，具有緩和效果。

深呼吸之際，要有意識地運動腹肌和背肌，讓腹部凹陷和膨脹，能鍛鍊腰部周圍的肌肉，緩和腰痛。此外，深呼吸可伸展胸部肌肉，也能改善腰痛。

若在做腰痛伸展操時會感覺疼痛，請立即停止，並遵循骨科醫師的指示。重要的是，自己要動起來，而這股動力就是來自於「是否真的想治好腰痛」。

如果你是抱持著「想結束腰痛生活」、「不想再為腰痛煩惱，想要有活力的活著」的想法，那務必就從今天開始，讓身體動起來吧！

❶ Draw-in 呼吸法

功效 透過腹式呼吸放鬆身體，強化軀幹肌力

次數 五次為一組，早晚各做一組

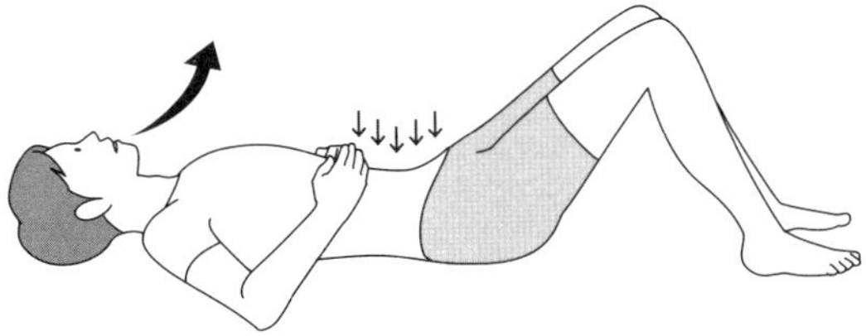

❶ 仰躺，雙膝立起。從嘴巴吐氣八秒，下腹部肌肉用力並讓腹部凹陷。

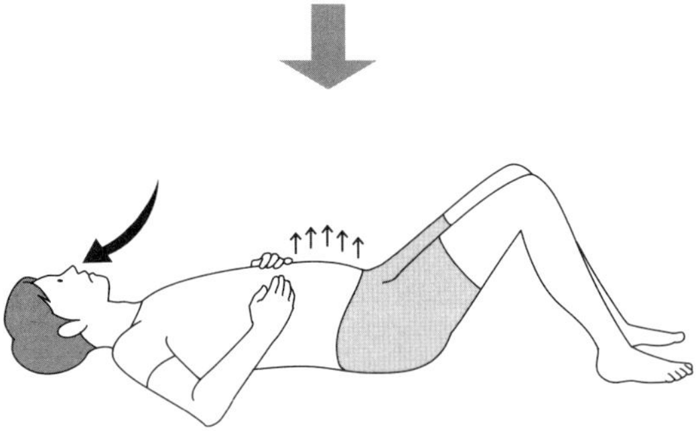

❷ 用鼻子吸氣四秒，讓腹部到胸部皆膨脹起來。

❷ 仰躺抬膝

功效 想改善腰痛，提高腰部肌肉的柔軟度很重要。這個動作能伸展腰部和臀部的肌肉，鍛鍊支撐腰部的腹肌

次數 單腳進行五至十次，再換腳進行

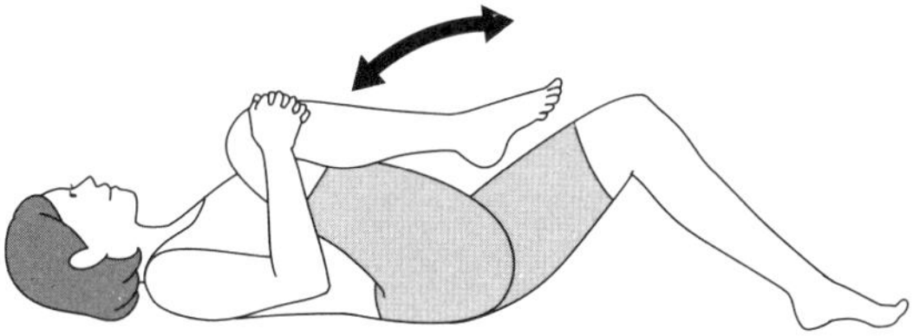

❶ 仰躺，雙膝立起，再緩緩用雙手將單腳膝蓋拉往胸部靠近。

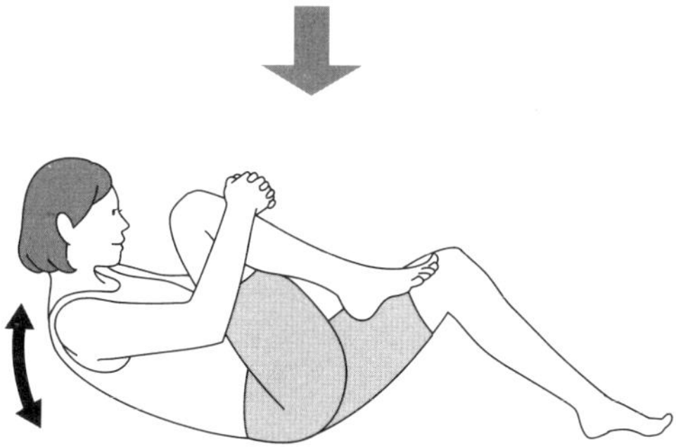

❷ 同時像是要窺看肚臍一樣，上半身慢慢往上抬起。維持此狀態五至十秒，再慢慢躺回地面，將腳放回原位。

❸ 躺姿橋式

功效 鍛鍊支撐骨盆的臀大肌，及腰部周圍支撐脊椎的豎脊肌，可以緩和並預防腰痛

次數 動作重複五至十次

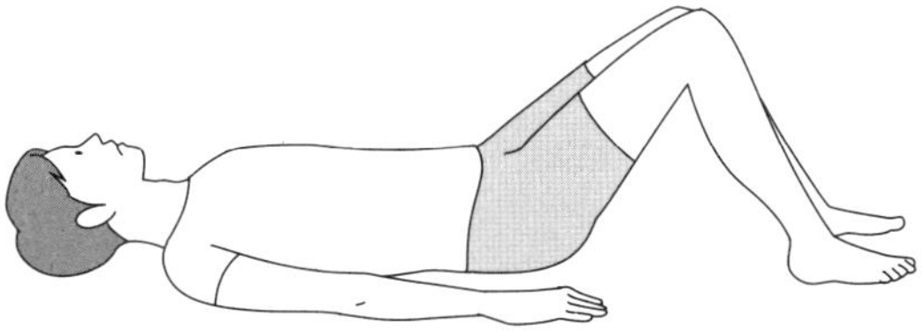

❶ 仰躺，雙膝立起。兩腳稍微打開，雙手伸直放在身體兩側。

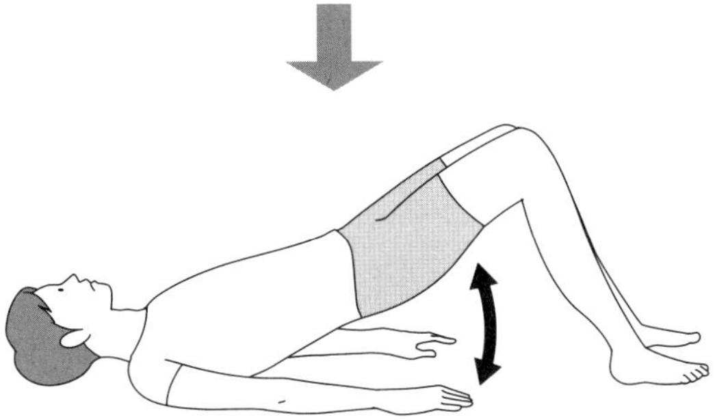

❷ 手臂不要施力，慢慢地讓臀部上抬，離開地板約五公分。維持此狀態五至十秒，再慢慢恢復到原本的姿勢。

❹ 趴姿抬上半身

功效 強化背肌力量

次數 重複五至十次為一組，早晚各做一組

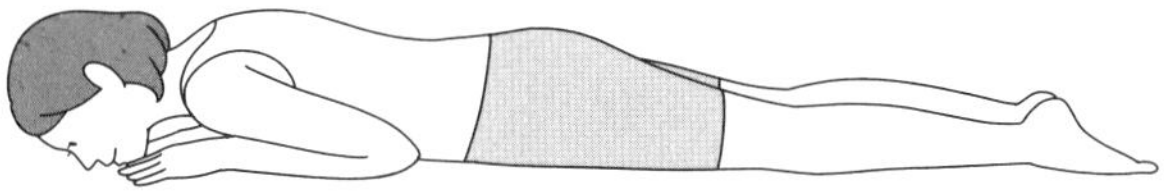

❶ 趴姿於地面，雙手手肘貼在地板上，雙腳打直。

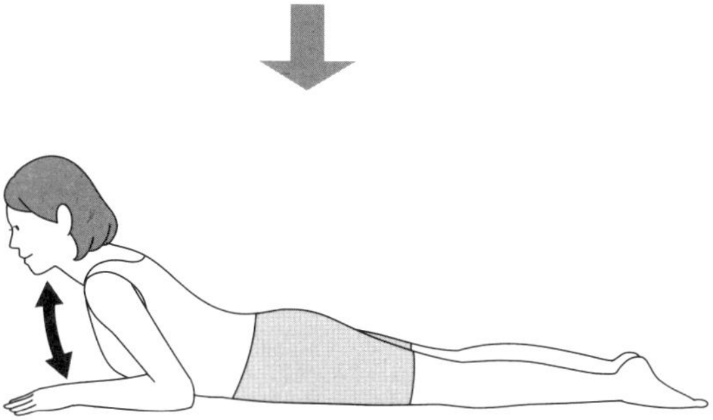

❷ 上半身慢慢向上抬起，維持五至十秒後，再回到趴姿。

所謂的背肌，主要包括活動肩胛骨的僧帽肌、讓手臂能往後拉的闊背肌、縱貫背部維持姿勢的豎脊肌。若背肌衰退會無法支撐上半身，造成腰部的負擔。因此，好好鍛鍊背肌來改善腰痛吧！

◉池谷醫師推薦！減緩腰痛的生活習慣

到目前為止，本書以認知行為療法及運動療法為基礎，介紹為了治療腰痛，自己也能做到的「思考模式」和「運動」。將這些融入日常生活中是非常重要的。只要持續執行，某天開始隱隱作痛的腰痛，通常也會在不知不覺中變好。若一直期待疼痛馬上消失，反而心裡會糾結於「怎麼還沒好」、「還在痛」，所以就放寬心吧！

話雖如此，痛起來時還是很難過。閃到腰時，隨便動一下腰就有感覺，這才發現「原來腰這麼重要」、「原來常使用到腰部」。正因如此，了解如何別讓日常中常做的動作，成為腰部的壓力，我們才能安心生活。

我印象非常深刻，當時三十多歲的我正處於腰痛劇烈的時期，連洗臉、穿襪子、打噴嚏等看起來不起眼的動作都讓人痛苦萬分。骨科醫師並沒有特別告訴我「腰痛時也能輕鬆生活的習慣」，所以要怎麼做才能舒服些，都是自己想出來的。在此想要告訴各位，我在腰痛時規劃的「讓腰部舒適的生活習慣」。

「姿勢不良」是造成腰痛的原因之一，所以日常的姿勢也很重要。

閃到腰是急性發病，所以病名為「急性腰痛」，但也不是在完全無自覺的狀況下突然發生。以肩膀痠痛來說，有些人肩膀很緊但卻沒有自覺，等到手臂痠麻時才發現肩膀變僵硬了。

我在三十多歲時，在肩膀痠痛的情況下打網球，開球揮拍的瞬間，脖子和背部痛到以為「自己再也動不了……」。看起來像是突然間痛起來，但其實是因為長期放任肩膀到背部的肌肉變僵硬，才會導致意外發生。

同樣的情況發生在腰部也不足為奇。**閃到腰看起來是急性症狀，事實上根源可能是疲勞、虛冷等，讓腰部的狀況變差所致。**所以平常就要運動，讓腰部維持在最佳狀態，並學習預防腰痛的生活習慣。

前彎時，稍微屈膝就能保護腰部

腰痛時很難做到的動作之一，就是洗臉。曾經聽過冬天時，在寒冷的早晨想要洗臉，結果腰卻突然一陣痛，就閃到腰了。

洗臉時身體會向前彎，這個動作會對腰部帶來負擔。要怎麼做才能比較輕鬆呢？**不妨試著稍微屈膝，讓兩邊的膝蓋輕輕抵著洗臉台。這樣可以減少腰部負擔，會輕鬆許多。**

在廚房做菜或洗滌時也一樣。廚房流理台的高度，大致上是配合一般女性的平均身高。因此，對於男性或是較高的女性而言略低，使用時很容易就會駝背。

這時稍微屈膝，把腰部挺起來，就可以減輕腰部負擔。但是，屈膝時會用到腿部肌肉，在洗滌物品時若一直維持這個姿勢，對有些人來說可能會很累。

我推薦的替代方案是使用「椅子」。即美髮師在剪髮時，能坐著工作並任意移動，且能調整高度的椅子。身高較高者，坐在高腳椅上料理會比較輕鬆。

洗臉時

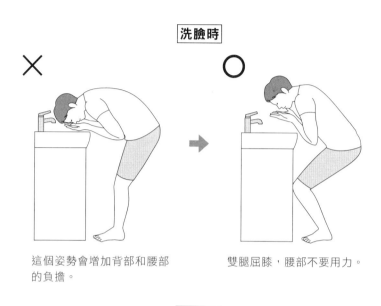

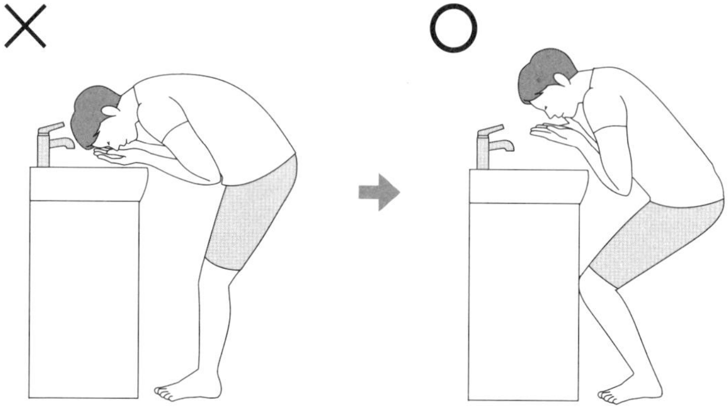

這個姿勢會增加背部和腰部的負擔。

雙腿屈膝，腰部不要用力。

洗碗時

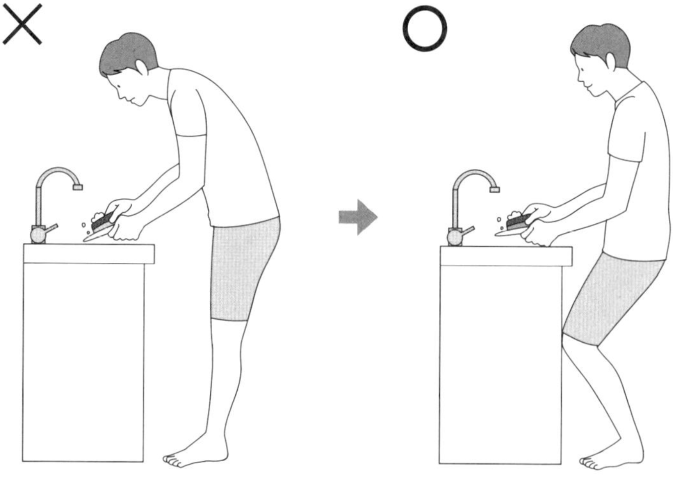

平常洗碗時的姿勢。

稍微屈膝，減少腰部的負擔。

穿襪子時請靠牆，彎腰拿東西時要蹲下

穿襪子的動作也是如此。不論是站著穿或是坐著穿，很多人應該都是蹺著上半身，將腳靠近身體來穿襪子吧！

這麼一來，對腰部的負擔也很大。我建議用漫畫主角骷髏十三（編按：日本漫畫家齊藤隆夫的作品，主角是名為「骷髏十三」的殺手）的作風來穿襪子。骷髏十三絕不會讓別人站在身後。即使是面對委託人，他在跟對方說話時，也一定會將背靠著牆站立。穿襪子時，不妨像骷髏十三一樣，背部靠著牆壁，再把腳舉起來靠近身體，不但不會造成腰部負擔，動作時也比較輕鬆。

而彎腰這個動作，被我形容是腰痛時的大魔王。想撿起掉在地板上的東西、穿鞋子、打開櫃子最下方的抽屜時，日常生活中經常會出現彎腰的動作。

尤其是男性，很容易習慣彎腰拿東西，請在彎腰時學習女性，好好地彎下膝蓋，並蹲下來拿取。

穿襪子時

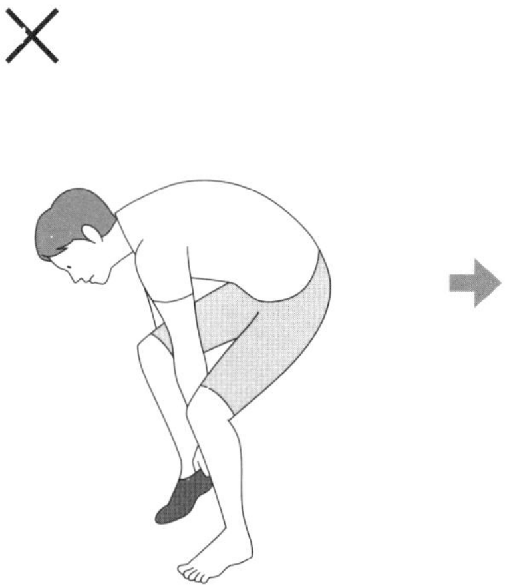

不要彎腰穿襪子。

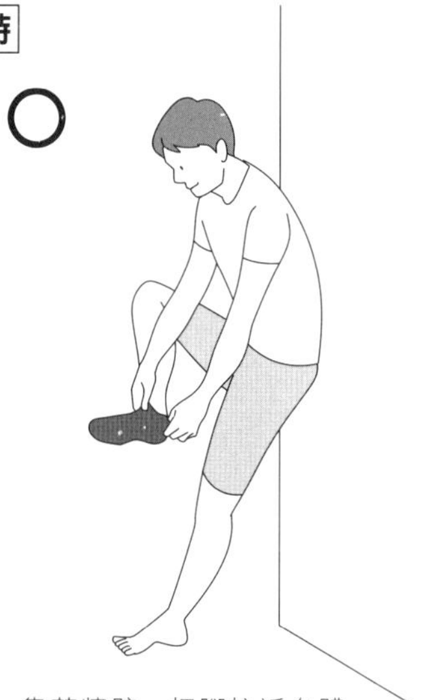

靠著牆壁，把腳拉近身體。

拿取下方的物品時

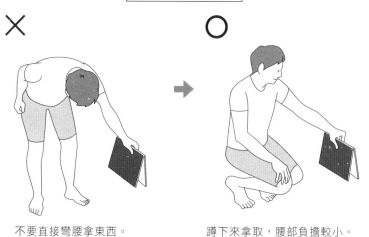

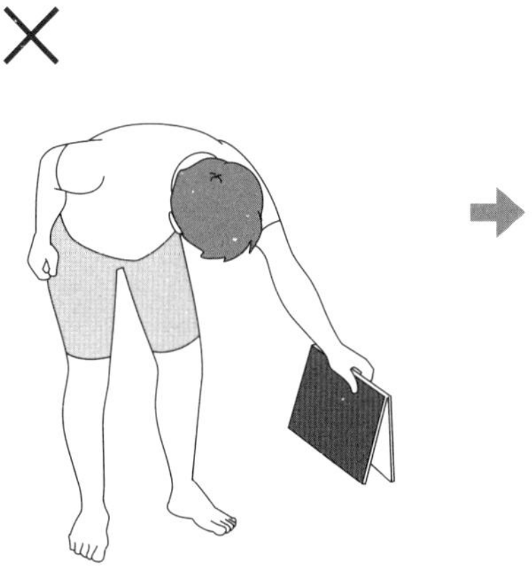

不要直接彎腰拿東西。

蹲下來拿取，腰部負擔較小。

但是，好好地蹲下後再站起來的動作，需要腿部有肌力才做得出來。從這個層面來看，「運動」非常重要。

只要在動作前知道重點，就能輕鬆許多。

腰痛時常擔心「做這個動作可能會痛」，對很多事都覺得麻煩。如果能事先了解保護腰部的動作，就能減少不安，不會過度在意腰痛，過著正常的生活。

● 坐姿有訣竅，腰部更舒服

我不斷強調「姿勢不良」是腰痛的原因之一，不只是站姿，坐姿也很重要。

根據日本國內進行的流行病學調查（以團體為對象，調查疾病的頻率及原因，並加以統計）顯示，從事辦公室工作者（行政職），四二％至四九％自覺有腰痛。也就是說在辦公室工作的人，近半數感到腰痛。

為什麼沒有搬運重物，但腰痛的比例這麼高呢？因為他們大多長時間維持同樣的姿勢，加上少活動四肢的生活型態，坐姿也不良所致。

最常見的錯誤姿勢之一是拱背，將背靠在椅背上。我在劇烈腰痛時，也是靠在椅背上坐著。此外，長時間使用電腦時，很多人都會不自覺把頭往前傾，導致肩膀和背部皆拱起。

但對一般人來說，大多不清楚平常的自己是處於何種姿勢。不妨請家人或同事，協助拍攝平常的坐姿。只要有意識就能改變姿勢，一旦姿勢正確，外表看起來也會年輕十歲。相反地，姿勢不良，看起來就像老十歲。所謂百聞不如一見，請拍下照片，自己用眼睛確認吧！

我推薦的坐姿之一，是不要靠著椅背。此外，我推薦在工作空檔時，坐在椅子上做「空中划船」。因為這個動作結束後，剛好會形成正確的坐姿，有調整姿勢的作用。所謂的「空中划船」動作如下（見左頁）：

❶坐姿，視線往斜上方看並將頭往上仰，讓手臂沿著視線往前伸直。這時注意腹部不要突出，也不要拱腰，腹部稍微用力並撐著。

❷視線繼續看向斜上方，像是要划船般，兩手往後拉。動作時想像打開胸部，肩胛骨則收縮。

在辦公室工作，上半身容易拱起的上班族們，平時一定要做「空中划船」。

空中划船

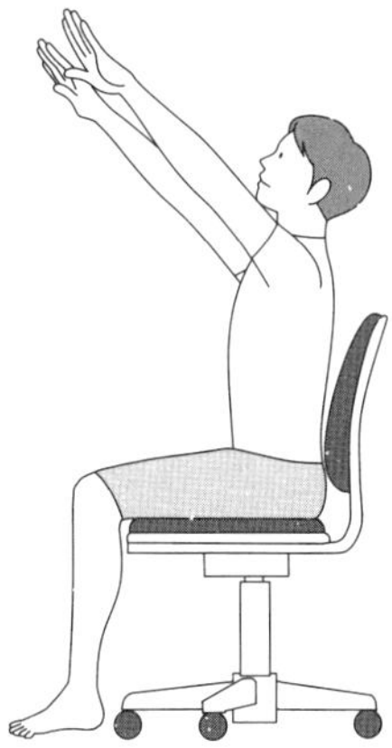

❶ 坐在椅子上，視線往斜上方看並伸出雙手，注意不要拱腰，腹部稍微用力。

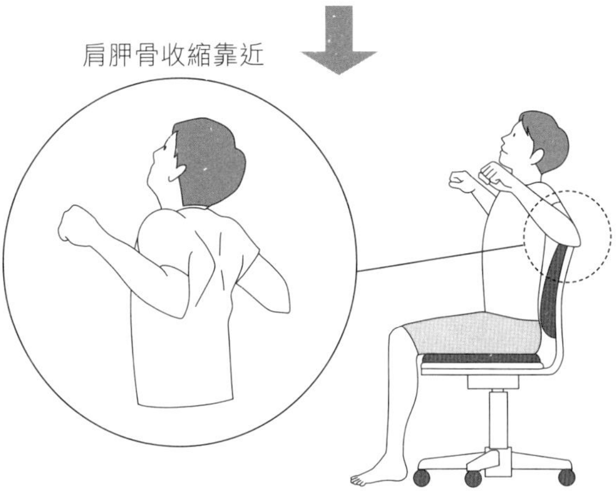

❷ 保持視線向上看，胸部拉開後，兩手往後拉。

因為可以用到平常不太會使用的肩胛骨肌肉，也推薦給肩膀僵硬者。工作空檔或覺得有點疲累時，請試著做這個動作，轉換心情。

做完空中划船後，將往後拉的手臂自然下垂放在大腿上，腹部稍微用力，不要改變頭的位置，把臉朝向正面。這個姿勢就正好是「正確的坐姿」。

頭部會在脊椎的正上方，大腿和上半身的角度比九十度再多一些。這個坐姿對腰部的負擔最小，也是我會跟患者推薦的坐姿。

略超過九十度的坐姿，對腰部負擔較小

以「成人收音機體操」聞名的骨科醫師中村格子，將股關節的角度（也就是大腿和上半身的角度）呈一百一十度的坐姿稱為「零位坐姿」。這種坐姿會讓腰椎正好在骨盆上方，是最不會感到疲累的坐姿。

雖然說明的方式不同，但在空中划船後直接放下雙手，和中村醫師所說的

「零位坐姿」，有異曲同工之妙。

我在地鐵、高鐵或汽車上坐著時，會盡量不要靠著椅背。為了要維持不靠背的姿勢，我會在腰部後放一條摺好的小毯子或毛巾。

很多人認為大腿和上半身呈直角，背部挺直，才是良好坐姿，但實際上比九十度稍微大一點的角度，反而對腰部負擔較小。此時腹部若沒有稍微施力，骨盆會向後倒，所以要適度使用腹肌及背肌。

此外，呈站姿做空中划船後，雙手直接放下並將臉朝正面，就是最好的站姿。我們經常會說「要想像頭上有一條繩子往上拉」，事實上，做完空中划船後讓雙手和臉回到原位，就會形成良好姿勢。

●為了預防久坐，要選擇較硬的椅子

最近經常會有「久坐不好」的說法。其中，澳洲的研究指出「一天坐十一個小時以上者，相較於坐不到四小時的人而言，死亡風險高出四十％」。

這個研究是針對四十五歲以上，共計二十二萬名澳洲人所做的大規模調查。將一天坐著的時間分為四個組別，即「未滿四小時」、「四小時以上，未滿八小時」、「八小時以上、未滿十一小時」及「十一小時以上」。結果顯示，坐著的時間愈長，愈容易罹患癌症、心臟疾病、肺炎等，死亡風險也會提高。

為什麼坐得愈久愈容易生病，死亡風險會提高呢？理由之一是因為長時間維持同樣姿勢，造成血流不順暢。將氧氣和營養運送到全身的是血管，血液循環不好，也會影響全身的器官和組織。血流不順暢，當然肌肉也容易變得僵硬，導致肩膀痠痛，也容易腰痛。

此外，坐著不動也會讓肌肉吸收血液中糖分的機制變差，若長時間持續，會衍生出肥胖、糖尿病，甚至演變成高血壓、動脈硬化，增加心肌梗塞、腦中風的發病死亡率。至於提高罹癌率的說法，目前尚未明確，有可能是因為血液循環及代謝惡化，造成免疫力下降所致。

這麼說來，長時間維持同樣姿勢，確實對健康無益。

醫師這個職業和辦公室從業人員一樣，都需要久坐。門診診療時基本上都是坐著，等回過神來，從早到晚幾乎都在椅子上度過。

所以我在家裡幾乎都不會坐著。早餐基本上是站著吃，固定的菜單是自製蔬菜汁、優格、咖啡，打蔬菜汁時就在廚房吃完早餐。因此從早上起床到去上班為止，坐著的時間只有上廁所而已。

晚餐有時候我也會站著吃。吃預先做好的料理或外賣的熟食時，我會把菜移到盤子裡，再放到廚房吧檯上，配點小酒，和太太站著邊吃邊聊，感覺像在酒吧一樣，也很有樂趣。

如果當天太太有下廚，那餐後就由我負責整理。晚餐後在廚房洗碗，之後泡澡，再做個簡單的拉筋操後就寢，是我每天的固定行程。

當然偶爾也是會有悠閒看電視的時候，不過就算是坐在沙發上，我也不會「靠背」。**即使是坐沙發，也不是把身體埋在沙發裡，而是要坐得淺一些，把腰挺起，使用腹肌和背肌的力量。**由於工作需長時間坐著，我會特別留意在家時就不要久坐。

捨棄沙發椅，選擇較硬的圓凳

另外一個要留心的重點，是工作中的椅子。

以前腰痛時，我是使用有靠背的椅子，但現在反而是使用沒靠背的硬質圓凳。如同前文說明，靠在椅背上的姿勢並不好，至於為什麼是硬質的椅子，是因為我刻意選擇坐起來沒那麼舒服的椅子。

你是否也有這樣的經驗，咖啡廳的椅子太硬，導致坐了一陣子之後就想站起來？根據店家不同，為了提高翻桌率，據說會刻意選擇坐起來不舒服、較為堅硬的椅子。

因此，**如果椅面比較硬，坐一陣子就會想站起來，就能防止久坐**。事實上我在換成圓凳之後，在下一位患者進入診間前，我會利用短短的時間站起來做一次空中划船，增加伸展的機會。

若提到對腰部有益的椅子，很多人腦中浮現的就是有豪華靠背和扶手的樣式。但是我認為沒有靠背、椅面稍微硬一些，坐久就會想站起來的椅子，以健康層面來說，對腰部和身體較好。

換了枕頭和床墊，為什麼腰還是好痛？

有腰痛問題者，大多會很講究枕頭和床墊。有些人看到電視購物介紹「對腰部好」、「能舒緩腰痛」的產品，就會一直購買並更換使用。

睡眠中一直維持同樣姿勢，會對腰部造成負擔，所以不論是床墊或枕頭，選擇「容易翻身」的款式是一大重點。

不過即使是透過好的枕頭、高級的床墊來增加翻身次數，如果在醒著的時間內，仍維持不良的姿勢或是久坐，結果也不會改變。甚至應該說，白天帶來的弊害遠超過晚上睡覺時。

人很容易有種傾向，就是總想著靠某種東西就解決問題。這和判斷長期腰痛和心理問題有關，便馬上開立鎮靜劑的醫師如出一轍。

做了一件好事，就期待那件好事可以解決所有問題。但是平常姿勢不良、做出對腰部有負擔的動作、運動不足、肥胖、睡眠不足、壓力、工作上的不滿、天氣等，引發腰痛及慢性化的原因繁多，枕頭和床墊只能協助「調整睡眠姿勢」，只是眾多問題中的一小部分而已。

有些人確實會因為「換了枕頭，腰就不痛了」、「換了床墊，腰就變輕鬆了」。這些人是因為在眾多成因中，睡眠姿勢、翻身太少是致痛主因，所以在更換用品後，也一併改善腰痛。

其他人即使更換成同樣的枕頭或床墊，也不一定會有相同效果。**因為腰痛背後的問題，每個人都不同。**

「換了枕頭（床墊），腰痛也沒好」就和「晚餐都不吃澱粉，結果還是胖」的人一樣。因為問題是出在其他方面，才會看不到成效。

治標不治本的生活方式，無法解決問題

對於有糖尿病和高血脂症等生活習慣病的患者，我經常會給予飲食方面的建議。其中也有人會跟我說「已經很注意飲食了」、「晚餐都沒吃飯」，但是體重還是往上飆，覺得很困惑。仔細聆聽他們的說詞，一定會發現在一天之中，總有飲食過量之處。

這些人確實晚餐有減量，但是午餐卻吃太多，或是餐後習慣吃過甜的水果或點心，甚至不喝水只喝含糖飲料等，這些才是變胖的主因。

同樣的，腰痛的原因有許多，解決一個問題就想讓腰痛痊癒，這是不可能的。因此，本章以減輕腰痛的生活方式為主軸，介紹思考模式和運動、生活習慣間的關係。請回顧自己目前為止的生活型態，如果發現「啊！這應該就是原因」，不妨盡量採用本章中的方法，減緩腰痛。

腰痛總有一天會變好，在這之前，就以寬容的態度，繼續積極努力吧！

・後記・

找到腰痛背後的成因，才是真正的解痛之道

「能否以內科醫師的角度，幫我們寫一本有關腰痛的書？」以前就認識的某位編輯來找我提案，才有這本書的誕生。

我的專業是內科和心臟血管科，基本上沒有患者會以治療腰痛為目的到我的診所來。但是，帶有腰痛煩惱的患者卻很多。即使身為內科專業的家庭醫師，也無法避免來自腰痛的諮詢。

聽著患者們訴說病情，發現很多人對於長期腰痛都有著「這只是單純的腰痛嗎？」或「莫非是癌症之類的疾病」的不安。

但是，只前往骨科就診，或是覺得「都看不好」而從這間診所換到另一間診所，甚至在不清楚病因的狀況下，迷迷糊糊地一直接受按摩的人也很多。

因此我思考著，如果將長期腰痛可能是哪些疾病所致、要看哪一科等具體

順序寫出來，對於惶惶不安的人應該能起到安心作用。

因此，在本書第二章中，收錄因為腰痛而發現其他疾病的患者實例；第三章則是說明為了消除長期腰痛，該看的科別和檢查。

不過，讀者並不需要將第三章介紹的所有科別都看過。到骨科接受檢查後，請先觀察一至兩個月。如果沒有改善，合理懷疑可能是骨科以外的疾病後，就可以再到其他科別就診。

如果每個月看一個科別，大約三至四個月就能看完所有的科別。以這樣的安排來看診，應該有充分的時間能找到問題。

為什麼不要一次就看完所有科別，而是希望大家多花點時間呢？如同本書所寫，**慢性腰痛與其說是「由誰來治療」，更重要的是「自己的處理方式」**。

如本書所言，我深受腰痛困擾的時期，是三十多歲到四十五歲前。每天忙於工作，和妻子共同照顧三個孩子，睡眠時間嚴重不足，但是那時候對自己的體力很有信心，自以為只要努力就能撐過去。而且我從小就很瘦，學生時代也持續打網球，以前怎麼吃都不會胖。說起來不好意思，我一直以為自己是吃不胖的體質。

但是大學畢業之後，生活習慣不變，體重慢慢增加，本來是六十公斤，一回神已經變成七十公斤。不過那時候還覺得「只是稍微豐腴一點」。

被工作、育兒追著跑，運動不足導致體重增加，又沒有足夠的肌肉支撐身體，導致姿勢不良。在我不斷忽視自我健康管理後，腰痛悄然上身。

去骨科就診時，雖然醫師說：「你有椎間盤突出，但沒有你說的那麼嚴重。」但是痛就是痛。那時候不但腰痛，工作又忙碌，真的很慘。現在回想起來，「腰痛」成為我重新審視生活習慣的重大契機。

如果那時候沒有腰痛，應該會持續那樣的生活習慣，最後可能會造成更嚴重的疾病。從這個層面上來說，腰痛教會我「不可繼續以往的生活習慣」、「不能再胖下去」，把我導向健康生活的正途。

所幸，現在我不再腰痛，每天都過得很快樂。前幾天還一個人將一台大電視從二樓搬到一樓，久違的腰痛復發，不過兩天後就自行痊癒了。

建議閱讀本書的各位，也要去尋找「腰痛」對你的生活來說，究竟有什麼意義，才是真正的解決之道。

二〇二〇年十二月　池谷敏郎

健康力
腰痛難民：好不了的腰痛，可能是重大疾病的徵兆！

2022年2月初版　定價：新臺幣320元

著　者　池谷敏郎
譯　者　張佳雯
叢書主編　陳永芬
校　對　陳佩伶
內文排版　林婕瀅
封面設計　張天薪

【日方工作人員】
圖表：岡野ちづ子
編集協力：橋口佐紀子

出版者　聯經出版事業股份有限公司
地址　新北市汐止區大同路一段369號1樓
叢書主編電話　(02)86925588轉5306
台北聯經書房　台北市新生南路三段94號
電話　(02)23620308
台中分公司　台中市北區崇德路一段198號
暨門市電話　(04)22312023
台中電子信箱　e-mail：linking2@ms42.hinet.net
郵政劃撥帳戶第0100559-3號
郵撥電話　(02)23620308
印刷者　文聯彩色製版印刷有限公司
總經銷　聯合發行股份有限公司
發行所　新北市新店區寶橋路235巷6弄6號2樓
電話　(02)29178022

副總編輯　陳逸華
總編輯　涂豐恩
總經理　陳芝宇
社長　羅國俊
發行人　林載爵

行政院新聞局出版事業登記證局版臺業字第0130號

本書如有缺頁，破損，倒裝請寄回台北聯經書房更換。　ISBN 978-957-08-6184-6 (平裝)
聯經網址：www.linkingbooks.com.tw
電子信箱：linking@udngroup.com

國家圖書館出版品預行編目資料

腰痛難民：好不了的腰痛，可能是重大疾病的徵兆！/池谷敏郎著．張佳雯譯．初版．新北市．聯經．2022年2月．200面．14.8×21公分（健康力）
ISBN 978-957-08-6184-6（平裝）

1.CST：腰　2.CST：脊椎病　3.CST：健康法

416.616　110022236